糖尿病は薬なしで治せる

渡邊 昌

角川oneテーマ21

目次

はじめに

私が読売新聞に「薬を使わず、食事と運動だけで糖尿病を治したお医者さん」ということで取材され、健康欄で一週間にわたって紹介されたのは二〇〇一年の春のことでした。記事の内容は、糖尿病と宣告されたとき、薬を飲まずに運動と食事だけで、自分で糖尿病を治したというものです。

新聞に記事が載った当時、編集部には大きな反響があり、私もそうやっているという患者さんの声とともに、全国のお医者さんからたくさんの抗議が寄せられたそうです。その大半は「どうしてこんな記事を載せたのか」というお叱りの電話だったそうです。というのも、「食事と運動だけで治る」という記事は、糖尿病患者に誤解を与えるというのです。

しかし、お医者さんはすべての糖尿病患者を診《み》ている訳ではありません。平成一二年度の厚生労働省糖尿病実態調査によると、糖尿病を指摘されても四割程度の人しか診察、治療を受けていません。

また、平成一四年の糖尿病実態調査によると、糖尿病患者の数は全国で七四〇万人、疑いのある人は八八〇万人で、予備軍を含めた全体の数は、何と一六二〇万人にのぼると推定されています。つまり、本当にたくさんの人々が「糖尿病」と宣告され、「どんな治療をすればいいのか?」という選択を迫られているのです。

普通は、検査で血糖値が高めに出て、「糖尿病」ですと宣告されても、そもそも糖尿病というのはどういう病気なのか、知らない人が多いのではないでしょうか。まったく何の症状もなく、元気な人がたまたま検診で高血糖を指摘されて糖尿病といわれることも多いでしょう。

普通、糖尿病というとインポテンツになる病気だとか、金持ちの贅沢《ぜいたく》病だとか、インスリン注射が必要になるらしいとか、合併症が怖いとか、そのような部分的な情報や知識はあるのですが、「糖尿病」とは何か、そして「高血糖」を指摘された場合、それが健康にとってどのようなリスクを持ち、将来にわたる健康生活の維持のためには、どんな対策をとることがベストなのかということについて、一般の方はほとんど無知に等しいのではないかと思うのです。

私が「糖尿病」と宣告されたときがまさにそうでした。青天の霹靂《へきれき》という言葉がぴったりで、「糖尿病」と宣告されましたが、いったいどうしていいのか途方に暮れました。

長年病理解剖医として多数の糖尿病患者を解剖していましたから、糖尿病が原因で亡くなった方も多く見ていました。それで、「糖尿病」と言われたときに、糖尿病性腎不全《じんふぜん》や心筋梗塞《こうそく》など末期の状態がまず頭にうかびました。

担当の医師は、薬による治療を勧めてくれましたが、私は当時国立がんセンターの疫学部長として、生活習慣病予防の重要性を説いていたので、自分が真っ先に生活習慣病になったのではあまりに情けない、と思いました（疫学とは、集団の中で病気がどのように起こるかを統計的に調べ、病気の予防や健康の増進に役立てる学問）。そこで治療は食事と運動でどこまでやれるかやってみようと思ったのです。

もうひとつ、大きな疑問もありました。私の検査で血糖値が非常に高めに出たとき、同時に中性脂肪の値も高く、血圧も高かったのです。いろいろな医学の専門書や論文にあたって調べ、血糖値が高めであると中性脂肪の増える理由がわかりました。そのことは本文で詳しく述べますが、読者の皆さんの中にも、そのような症状を抱えている人は多いのではないでしょうか？　そしてその場合、どのような治療法が適切なのかということもまた問題なのです。

つまり糖尿病は、単に血糖の問題だけではなく、全身の代謝病だというふうに理解することが大切だと思いました。「糖尿病」というのは、典型的な不治の慢性病だと思います。しかし、そこから先どうなるかは、本当に本人次第なのです。

　うまく「糖尿病」と付き合い、血糖値をコントロールして健康な生活を送るのも、合併症によって悲惨な状態に進むのも、まさに本人次第ということがよくわかったのです。

　歴史的に見て、血糖値を測って、糖尿病を予防するようになったのは、ごく最近の話です。高血糖の段階から、何が何でも正常の血糖値にまですぐに戻そうとすることが現代の医療の考え方で、多くの医師がしている治療です。

　自分でいろいろ「糖尿病」について研究してみて、さらに自分自身の血糖値コントロールを通して考えていくうちに、私は本格的な「糖尿病」と、検査で高血糖値が出ただけで合併症がない「高血糖症」とは、分けて考えるべきではないかと考えるようになりました。

　今、大きな問題になっているのは、生活習慣病としての糖尿病で、それは血糖値が高い場合に「糖尿病」と診断される病気です。その場合、まだ自覚症状がない場合がほとんどです。

　私の場合は、ヘモグロビンＡ１ｃ《エーワンシー》が一二・八パーセント、筋肉崩壊も始まり、高脂血症、脂肪肝、高血圧と、診断された時は相当重度の「糖尿病」の状態でした。

「糖尿病」を宣告された当時、国立がんセンターでの忙しい研究生活で、ストレスもあったのかもしれません。しかし、食事と運動で血糖値をコントロールすると決めてから、糖尿病克服を学問的に研究し、そして、自らの体で実践してきました。

その結果、もう一〇年を過ぎていますが、糖尿病と宣告されてから薬は一切使わず、健康を保ち、むしろ糖尿病と宣告された頃より、なおいっそう元気になり、一病息災という言葉を実感できるようになりました。血糖値をコントロールする生活を送るうちに、中性脂肪も高血圧も、すべて改善されていったのです。

「食と健康」の研究を発展させるために、東京農業大学の教授に就任するという変化もありました。農大に移ってから八年になりますが、二〇〇〇年には、ハワイのホノルルマラソンに出場し、完走することもできました。それから機会あるごとに学生たちとともにホノルルマラソンの他、各地のマラソンにも参加しています。

糖尿病を宣告された当時、肥満状態で、自分がフルマラソンを走るようになるなんて考えてもみませんでした。それだけ、精神的にも肉体的にも元気になったのだと思います。

本書は、私の体験と研究が基になっています。糖尿病研究は私の主たる専門ではないのですが、「糖尿病」と宣告されて、治療法の選択に迷い、途方に暮れている方に、一病息災、長寿を目指す手助けになればと思い、上梓《じょうし》することにしました。

目指すのはクオリティの高い生活を維持しつつ、なおかつ天寿を全うすることです。本書が、その一助になれば幸いです。

第1章　「糖尿病」と宣告されて

■急激な体重減少で膵臓《すいぞう》がんを疑う

私が「糖尿病」と医師に宣告されたのは、忘れもしません一〇年前、五三歳の夏のことでした。

京都で学会があったときに蹴上《けあげ》のホテルに泊まっていたのですが、風呂《ふろ》上がりに何気なく体重計に乗ってみたら、いつも七七キログラムあった体重が、七二キログラムしかなかったのです。

最初は「あれ、どうしたのかな、この体重計壊れているのかな?」と思ったのですが、その時ふと、胸の筋肉に手をやってみると、何だか筋肉の張りがなくなり、ぐずぐずになっている感じがしました。また、お尻《しり》に手をやってみるとどうもお尻の筋肉も張りがなくて、何だか筋肉が崩れていくような妙な感じでした。

その当時、私は築地《つきじ》にある国立がんセンターに勤めていて、忙しい毎日を送っていました。食事の時間は不規則で、回数も多く、しかもほとんど運動らしい運動は何もしていませんでした。

何しろ築地の魚市場が近いということもあり、毎日、安くてうまい食事を腹いっぱい満喫できたのです。

少しずつ太ってきたなと思っていたのですが、でも、ズボンがきつくなったとか、上着もきつくなったと思う程度で、太るのも元気な証拠、自分はこんなに健康だと、あまり肥満のことを意識せずに暮らしていました。

学生時代には山岳部で、体が丈夫なことには自信を持っていたからです。それで、京都のホテルで体重計に乗ったとき、身体の方には何の変調もないのに、なぜか急激に体重が減ったので、どうしたのだろうと思いました。

体重が急激に減ったときにまず疑うものはがんです。特に元気な人を何の症状もなく襲うのは膵臓がんの可能性が高い、ひょっとしたら膵臓がんか、と自分で最悪の事態を考えました。

■糖尿病の発見

東京に帰ってからさっそくがんセンターの医師の診断を受けました。医者の不養生、紺屋《こうや》の白袴《しろばかま》で、それまであまり、検査らしい検査を受けたことがなかったのです。

CTや腫瘍《しゅよう》マーカーの検査、血液検査などいろいろな検査の結果、がんではないことが分かりました。しかし、空腹時血糖値が血液一〇〇ミリリットルあたり二六〇ミリグラムと非常に高い値でしたので、「これは完全な糖尿病だ」と宣告されたのです。

そのときの検査で出た数字は忘れもしません、長期の血糖値を反映するヘモグロビンA1cが一二・八パーセントもありました。今なら即入院という値です。がんセンターの医師は「このまま放っておくと、重症の糖尿病に移行する危険があり、もう血圧も高く、合併症を併発しているので、早急に治療をしなければならない」と言いました。

私も医師だったのですが、しかし医師はたいてい専門の分野以外は疎いものです。私もがん研究以外の分野は詳しくなかったので、糖尿病についての臨床的知識はまるでありませんでした。家系にも糖尿病は一人もいなかったので、まさか自分が糖尿病になるなどと思ってもいなかったのです。

担当の医師に、ではどのような治療法があるのかと聞いてみますと、「食事と運動による治療法」と、「薬による治療法」があるといいます。私の場合、血糖値が相当高めだったので、まず薬を飲むように言われたのですが、何となく薬を飲むのに抵抗感がありました。

薬の副作用の心配もありました。糖尿病を宣告される数ヶ月前に、ある学会でテーブルに同席した医師九人中、何と八人が糖尿病だったということがありました。そのとき、隣に座った先生は薬を飲んで血糖値をコントロールしているというのですが、お腹が張って困るとか、いつもお腹がゴロゴロするとか言っていたので、必ずしも薬は理想的ではない、と思っていたのです。

それに疫学部長として、生活習慣病といわれる「糖尿病」を、実際に生活習慣を変えることでどこまで克服できるのか、実証してみたいという好奇心もありました。

そのようにいろいろ考え、まず自分でも「糖尿病」について詳しく調べ、その上で実際に自分自身にとってどのような治療法がベストなのか考えてみたいと思ったのです。

■糖尿病とはどんな病気か

糖尿病という病は、昔からよく知られているのですが、その原因の解明は、ほんの八〇年ほど前に、膵臓から分泌されるインスリンが発見されるまで、まったく進んでいませんでした。それまで糖尿病は、神秘的で不可解な病と思われ、歴史上非常に多くの医師たちがその謎に挑んでいったのです。

糖尿病について最初に触れられている文献は、三五〇〇年以上昔に書かれたエジプト王朝のパピルスといわれています。それには、糖尿病というのは、多尿をもたらす病ということになっています。

古代インドではもう少し詳しく糖尿病のことが観察されていて、紀元前五世紀頃に、スシュルタという医師が糖尿病について書いています。スシュルタはお釈迦《しゃか》様が生きていた頃の医者らしいとされていますが、彼は糖尿病患者の尿が甘いことにすでに気づいていました。

スシュルタは次のように書き記しています。

「猛烈な飢えや、いやしがたい渇きが、衰えた患者にあり、おいしく健全な食べやすい食べ物や飲み物でなだめられたり満たされたりしないのは、致命的なしるしである。下痢、激しい頭痛、のどの渇きがあらわれ、だんだん体力の衰える患者は死の危険が迫っている」

また、「患者はあたかも発情期の象のように尿をする。尿は蜜《みつ》の尿と呼ばれ、甘いので蟻や昆虫をおびき寄せる」と書いています。

そのほか、糖尿病にともなって現れる症状として、昏睡《こんすい》状態、インポテンツ、神経障害、視力低下、感染症の悪化などが併記されていて、これは現在でもそのままあてはまります。優れた観察眼を感じさせます。

古代中国では、一世紀に成立した『黄帝内経素問《こうていだいけいそもん》』に「これは肥満と美食によるもので、患者はおいしいものを食べ過ぎて太っています。太ると体の内部に熱がこもり、また甘いものが腹に満ちてその気が上にあふれ、消渇《しょうかつ》（糖尿病）の病になる」と書かれています。消渇というのは、食べ物を消化吸収する能力が枯渇したような状態になることを意味していて、次第にやせ衰えて死んでいくと記されています。

　日本でも平安時代に娘三人を天皇家に嫁がせ、権勢を誇った藤原道長《ふじわらのみちなが》が糖尿病で亡くなっています。宇治《うじ》の平等院（当時は宇治殿と呼ばれた）など地上に極楽を実現させた権力者でも、病から逃れることはできなかったのです。

■何もかも尿に溶け出していくのが糖尿病

　西欧では古くから糖尿病のことを「ディアベーテース」と呼んでいました。ディアベーテースはギリシャ語の「通り過ぎる」という意味の言葉が語源で、液体が体の中を絶え間なく通り過ぎて、何もかもが出て行ってしまうということに起因して名付けられました。筋肉も何もかも溶け出して、尿からすべてが出て行ってしまうと思われていたのです。

　一世紀頃、西洋のアレタエオスという医師は、「糖尿病は不思議な病気で、男には多くないが、肉や手足が溶けて尿に出てしまう。（中略）経過は共通していて、腎臓《じんぞう》と膀胱《ぼうこう》がやられる。なぜなら、患者はとめどもなく尿をし、その流出はあたかも水道の蛇口から出るごとくである」

と書いています。さらに、

「病気は慢性の経過をとり、いったん病気が確立してしまうと長くは生きられない。なぜなら体の溶け出しは速やかで、死もまた速やかだからである。そのうえ、日々の生活もいやな苦痛なものとなる。のどの渇きはいやすべくもなく、尿に出る以上にどんなに水を飲んでも追いつかず、水を飲むことも尿をすることもやめられない。それどころか、もし水を飲まないでいると、口はカラカラに渇き、体は水気を失い、内臓はしなびたようになる。吐き気と不穏な気持ちと、やけつくような渇きで遠からずして死んでしまう」と記述しています。

つまり、いずれにしろ洋の東西を問わず、糖尿病というのは、いったんなってしまうと治らない、不治の病と考えられ、非常に恐れられていました。

糖尿病の現象としては、たくさんの尿が出て、しかもその尿が甘く、やがて、筋肉も何もかもが、尿に溶け出すように流出して痩《や》せていき、さらに腎臓や、網膜などに障害が出る場合もあり、ほどなく死に至る病と観察されていました。それは現代でも同じです。しかし当時は原因も分からず、とにかく手の施しようのない病だったのです。

■死の病をストップさせたインスリン

私は、糖尿病の歴史は三期に分けて考えられると思います。第一期は、今述べたように糖尿病がどういう病気なのか、特有の症状は観察されるのですが、その正体が不明で、治療法も確立されていない時期のことです。

尿が甘いとか、多尿になるとか、急に痩せてくるとか、そのような目に見える症状について書き記していましたが、医師にも手の施しようがなかったのです。

第二期は、インスリンの発見以降の時期です。不治の病であった糖尿病は、インスリンの発見によって劇的に変化しました。インスリンの発見は一九二一年ですから、糖尿病の長い歴史から見るとつい最近のことです。

インスリンの発見には、とてもドラマチックな話があります。ルネッサンス時代から始まった解剖学によって、さまざまな臓器とその働きが発見されました。しかし、胃の後ろ側にある膵臓の働きは長い間不明でした。

なぜかというと膵臓にはふたつの働きがあったからです。消化液分泌という外分泌腺としての働きと、ランゲルハンス島という、小球状に細胞が集まったホルモンをつくる内分泌腺としての働きが、ひとつの臓器にまとまっているのは他に例がなかったのです。

一八八九年、ドイツの科学者ミンコフスキーは膵臓を摘出した犬が糖尿病を患うということを発見し、膵臓が糖尿病と関係することがわかりました。

糖尿病とランゲルハンス島の関係がわかったのは、一九〇一年にベルリン大学の学生であったオピーの仕事によります。それ以来、糖尿病治療薬として、膵臓からの血糖調節ホルモンの抽出に大勢の研究者が挑戦しましたが、ことごとく失敗しました。

外分泌腺の消化酵素が、内分泌腺のホルモン、インスリンを分解してしまったからです。膵臓の九八パーセントは外分泌腺、ランゲルハンス島はわずか数パーセントですから無理もありません。

■バンティング・ベストの奇跡

このほとんどあきらめられかけていた課題に果敢に挑戦したのが、カナダの田舎町で開業していたバンティングです。バンティングは一九二〇年、ある医学論文をヒントに膵臓からインスリンを抽出する実験方法を思いつきました。

バンティングは母校のカナダ・トロント大学の研究室で、研究させてもらえるように母校のマクロード教授に頼みました。何度か断られたすえに、やっと許可を得て一九二一年、教授の休暇中の夏休みに八週間だけ、研究室を使わせてもらうことができるようになったのです。

バンティングは、教授からベストという若い研究助手を紹介され、一〇匹の犬を貰《もら》いました。二人で膵臓の膵管をしばり、数週間生かしておいたところ、予想どおり膵臓の外分泌腺は萎縮《いしゅく》して消失し、何千個ものランゲルハンス島だけが残っていたのです。そこから膵臓エキスが抽出され、膵臓を摘出されて糖尿病になった犬に注射してみたところ、血糖をさげる顕著な効果を示しました。

たまたま、その年の秋から、トロント大学付属病院に入院していて死の近かった糖尿病の一四歳の少年に、翌年の一月一一日に膵臓エキスが与えられました。

少年は数ヶ月前から入院していましたが、手の施しようがなく、衰弱していくのを見守るだけでした。何度も犬で実験を繰り返し、やっと臨床試験の許可を得て、バンティングは慎重に膵臓エキスを抽出しました。

まず自分の腕に注射して異常な皮膚反応が起きないのを確かめた後に、少年にはじめて膵臓エキスが注射されたのです。効果はありましたが、不純な抽出物であったため、アレルギー反応で二度目ができません。これを解決してくれたのが生化学者のコリップでした。少年は、瀕死《ひんし》の状態から奇跡的な回復を遂げました。そのことが「バンティング・ベストの奇跡」として、長く人々の記憶にとどめられ、マクロード教授とともにノーベル賞の栄誉に輝いたのです。

さらに英国のサンガー博士がインスリンの構造を決定して、一九五八年にノーベル賞を授与されました。今では遺伝子組み換え技術によって大腸菌で純粋なヒト・インスリンが作られるようになっています。

それ以来、糖尿病は死なななくてもすむ病気になったのです。

■二種類の糖尿病

「第一次世界大戦前には糖尿病には二種類しかなかった。速やかに死に至るものと、ゆっくり時間をかけてじり貧になる（死に行く）ものの二つであった」と、トロント大学付属病院でインスリンを最初に患者に投与した医師キャンベルは書いています。ここでいう二種類の糖尿病というのは、今でも同じように当てはまります。現在では「1型糖尿病」「2型糖尿病」と呼ばれています。

「速やかに死に至るもの」とここで記されているのは、若年で発症し、多くは一二～一三歳の若さで死んでしまう病気のことです。現在は、1型糖尿病、あるいはインスリン依存型の糖尿病と呼ばれています。

1型糖尿病は、何らかの理由で、膵臓のランゲルハンス島のベータ細胞が破壊されてしまい、まったくインスリンが分泌できなくなったために起きる病気です。自己免疫やウイルス感染が関係するといわれ、多くは若年で発症しますが、成年以降に発症する場合もあります。

まったくインスリンが分泌されないため、食べた糖分が栄養として筋肉など多くの細胞に取り込まれず、そのまま尿糖として流れ出てしまうのです。細胞にエネルギーの元が供給されないので徐々に痩せて衰弱し、死を迎えるしかありません。母親は、幼い子供の死を看取るしかない悲惨な状況でした。

その悲惨な状況を救ったのがインスリンの発見だったのです。インスリンの発見以前は絶食療法や脂肪食のような食事療法しか有効な手立てはなく、それさえ患者を長く生きさせることはできませんでした。

それが1型糖尿病と呼ばれる病です。現在でも同じように、若年で発症する人は日本で年間五〇〇人ほどいますが、インスリン注射により、普通の人とさほど変わらない生活ができるようになりました。一〇〇キロ近くを走るスーパーマラソンを完走した人もいるほどです。

「バンティング・ベストの奇跡」の恩恵が現代にも及んでいるのです。

■2型糖尿病は生活習慣による

さてもうひとつ、キャンベルが「ゆっくりじり貧になる（死に行く）もの」と記したのは、現在、日本や多くの先進諸国で急増していて、中年以降に発症する生活習慣病としての糖尿病のことを指しています。日本でも一〇〇〇万人近くが危険ありとされ、社会的な問題ともなっている糖尿病のことです。

これは、インスリン分泌機能が駄目になった「1型糖尿病」に対して、「2型糖尿病」と呼ばれます。おもに過食などの生活習慣が原因で、肥満をきたし、徐々に発症する糖尿病のことです。膵臓のインスリン分泌機能が完全に駄目になったわけではないのですが、インスリンが不足気味になったり、インスリンの働きが悪くなったときに高血糖状態になります。

歴史的文献に現れる、富貴の病だとか、ご馳走《ちそう》の食べすぎだとか、西洋でもインドでも古代中国でも、原因は不明だが食べすぎや肥満と関係あるらしいと考えられていた糖尿病です。

中年以降に発症することが多く、最初は何の症状もないのですが、いったん喉の渇き、多尿、急激な筋肉の衰えや痩せなどの症状が出始めると、やはり1型の糖尿病と同じように、病気の進行を止められず、徐々に死んでいくしかありませんでした。

過食が原因で、膵臓機能の非常に衰えた「重症２型糖尿病患者」の場合も、命に関わります。つまり、インスリン発見以前は手の施しようがなく、ゆっくりと死に行くのを待つしかなかったのです。その重症２型糖尿病患者の命も、インスリンの発見が救ったのでした。死の病からの脱出、それが糖尿病の第二期にあたると考えられます。

■糖尿病発症を予防する時代

糖尿病の第一期は、手の施しようがなく、目に見える症状から診断をつけ、効果の上がらない対症療法をしていた時代です。第二期は、インスリンの発見により、ほとんど死を待つだけの患者を生存させる手段を手に入れた時代といえます。

そして、現代は第三期の予防の時代に入ったと考えられます。つまり、今まで死の病として恐れられていた糖尿病を、未然に予防しようという時代に入ったのです。

ここで糖尿病とはどのような病態をいうのか、現代的な見直しが必要になってきています。つまり、歴史的記述に見えるような尿に糖がでるのは糖尿病の進行した状態で、インスリンの発見により手遅れではなくなったのですが、現代では、それ以前の対策が必要と考えられるようになったのです。

つまり、単に血糖値が高めの状態から、糖尿病を予防する対策が必要だということが明らかになってきました。血糖と普通いうのはブドウ糖のことですが、食事によってブドウ糖が吸収されるたびに血液中の糖分の値は変わります。

ブドウ糖は細胞のエネルギーの元になる燃料ですから、空腹のときでも肝臓に蓄えられたグリコーゲンが分解され、通常、血液一〇〇ミリリットル当たり七〇から一一〇ミリグラムの範囲で一定に保たれています。

正常であれば、食後に血糖が上がり始めると膵臓からただちにインスリンが分泌され、血糖値は最高でも一八〇ミリグラム程度に抑えられ、食後二時間もたつと元の値に戻るのです。

しかし糖尿病になると、空腹時でも血糖値が二〇〇ミリグラムから三〇〇ミリグラム台に上がることがあります。そんなに高い血糖値がつづくと、生体の重要な構成成分であるたんぱく質にブドウ糖が結合し、糖化たんぱく質となります。

これができるとたんぱく質の機能を失うのみでなく、血管壁を傷めたり、細い血管を詰まらせたりします。それが、糖尿病の合併症です。後で詳しく述べますが、血糖値が常に高めであるなら、やがてさまざまな合併症をもつ「重症の2型糖尿病」に進展するのです。糖尿病の進行は、血管病変に基づくことが多く、網膜症による失明や腎不全になるリスクを高めます。

実際、平成一四年の糖尿病実態調査によると、糖尿病性網膜症で治療を受けている人は一三・一パーセント、腎症で治療をうけている人は一五・二パーセント、足壊疽《えそ》になった人は一・六パーセント、神経障害の人は一五・六パーセントもいるのですから大変です。さらに心臓病は一五・八パーセント、脳卒中既往が七・九パーセントですから、非常に多くの人が糖尿病の合併症を持つように病気を進行させているのです。

合併症をともなうような「重症の2型糖尿病」になると、本人の苦痛や家族の負担もさることながら、国としても三十兆円にのぼる莫大《ばくだい》な医療費負担が問題になってきています。

そのため、検査で高血糖を指摘された人は、とにかく自分自身の健康や、生活のクォリティを守るためにも、重症の糖尿病になるのを予防することが大事です。血糖値を測ることにより、そのようなことが可能になったのです。それが、現代の糖尿病対策であり、糖尿病との闘いの第三期にあたると考えられます。

第2章　わが糖尿病体験を語る——食事編

■血糖値が上がる仕組み

ここでまず、血糖値の上がる仕組みと、インスリンがそれを細胞に取り込む仕組みを考えて見ましょう。なぜ贅沢《ぜいたく》に食べ過ぎると高血糖症になり、糖が尿に出てくるようになるのでしょうか？

人間の健康にはどのような栄養が必要かということがわかったのは一九世紀も末のことです。三大栄養素といわれるのは「糖質」「脂質」「たんぱく質」です。このどれが欠けても人間はやせ衰えて死んでしまいます。

沖縄・糸満《いとまん》市の漁師が魚釣り中に流され、四六日後に千葉に漂着したことがありました。このときは釣った魚を食べていたということでしたが、たしか六八キログラムあった体重が三八キログラムまで激減していたと記憶しています。

人間は、飲まず食わずで生きられる日数は九日が限度とのことです。また、三大栄養素のほかにビタミンやミネラルなども必要です。これらは微量栄養素といわれるように、なくてはならないものですが、たとえていえば潤滑油のような働きをするため、必要量はごく微量です。

それに対して三大栄養素は、体を作る材料になったり、活動のエネルギーの元になるので、ビタミンなどに比べると、数十グラムから数百グラムとはるかに多くの量が必要になります。三大栄養素のうち、たんぱく質や脂質は体を作る材料になり、糖質はおもに活動のためのエネルギーとして利用されます。そしてこれが、血糖値を高める元になります。

糖質というのは、人類が主食としている米や麦などの穀類、サツマイモ、ジャガイモなどのイモ類に多く含まれるデンプン類のことです。

ご飯などに含まれている糖質は、最初は枝分かれのある長い鎖のような形をしています。それが、唾液《だえき》や胃腸の消化液によって分解され、しだいに鎖が切れて短くなり、鎖の輪が五、六個になった「オリゴ糖」、二個になった「2単糖」、やがて一個一個の鎖の輪に分解された単糖となって小腸から吸収されます。単糖でもっとも多いのが「ブドウ糖」です。砂糖は、ブドウ糖と果糖という輪がふたつつながった2単糖です。蜂蜜《はちみつ》にはブドウ糖そのものが入っています。ブドウ糖や砂糖は吸収されやすい糖なのです。

体の中に吸収されたブドウ糖は、いったん肝臓にグリコーゲンとして貯蔵され、血糖が下がってきたり、運動で体が大量にエネルギーを必要としている状態のときに、またブドウ糖に分解されて血液中に放出されます。

ブドウ糖は、体のエネルギーとして使われます。例えば、心臓が鼓動を打つことも、手足の筋肉が動くのも、体温を一定に保つことも、内臓がそれぞれの働きをするのも、神経の働きや脳の思考でさえ、すべて食べ物から吸収したブドウ糖のエネルギーを利用しています。

ブドウ糖は、体全体のエネルギーの元ですから、不足すると大変なことになります。そのため、肝臓に蓄えられたブドウ糖を必要に応じて放出するなど、低血糖にならない仕組みが体の中にあります。血液一〇〇ミリリットルあたり七〇ミリグラム程度のブドウ糖はいつも必要です。これ以下になると低血糖の症状、寒気や震えがでて、もっとひどくなると失神、昏睡《こんすい》に至ります。

しかし、血糖値が高くなりすぎてもまた問題が出てきます。そこで、血糖値を低く抑えることに関与しているのがインスリンです。

■食後のインスリン分泌がブドウ糖を処理

細胞内にブドウ糖が取り込まれるには、インスリンというホルモンの助けが必要です。インスリンは膵臓《すいぞう》のランゲルハンス島にある、ベータ細胞というごくわずかな部分でしか作られないホルモンです。

食事をして血液中にブドウ糖が増えると、普通はただちに膵臓のランゲルハンス島のベータ細胞からインスリンが分泌されて、ブドウ糖と同時にインスリンも血液中を流れるようになります。

ブドウ糖は、それ自体では細胞膜の内側に入ることはできません。細胞膜には、ブドウ糖をキャッチして取り込むドアがあります。それをブドウ糖トランスポーター（ＧＬＵＴ）といいます。

細胞膜にはもうひとつ、インスリンレセプター（インスリン受容体）という、インスリンが来たのを感知してキャッチする分子があります。インスリンが、インスリンレセプターにキャッチされると、細胞内にあるセンサーが反応してドアを細胞表面に押し出し、ドアが開いて、ブドウ糖が細胞内になだれ込める仕組みになっています。

細胞内に取り込まれたブドウ糖は、細胞の中にあるＴＣＡ回路（クエン酸サイクル）と呼ばれる発電装置で多量のエネルギーに変換されます。その燃料として必要なのがブドウ糖です。ブドウ糖が足りなくなると脂肪やたんぱく質も燃料として利用されますが、効率の面でブドウ糖には及びません。ブドウ糖は最終的に水と炭酸ガスに分解されるとてもクリーンなエネルギー源なのです。

■インスリン不足が高血糖に

糖尿病は、インスリンが足りなくなって細胞内にうまくブドウ糖が取り込まれなくなったために起きる病気です。あまったブドウ糖は肝臓で脂肪として蓄えられたり、腎臓《じんぞう》から尿として排泄《はいせつ》されるようになり、糖尿をきたすようになります。

またインスリンが足りなくなり、ブドウ糖をエネルギーとしてうまく利用できなくなると、次に、脂肪やたんぱく質をエネルギーのための燃料として燃やすようになります。そしてついには、自分自身の筋肉崩壊をきたしたり、食べても食べても痩《や》せるようになります。

人類は一〇〇万年かかって進化してくる間、いつも飢餓の状態でした。血糖値が五〇ミリグラムを下回ると、低血糖性の昏睡状態になり、命に関わる重篤な事態に陥ります。ですから血糖を保つ仕組みはいくつもあるのに、飽食による糖のとりすぎに対応する手段はインスリンしかないのです。

中年以降に発症する2型糖尿病は、膵臓のインスリン分泌能力が徐々に衰え、不足するようになった状態です。それで、血液中にはブドウ糖があふれて高血糖の状態が続くのに、細胞内にはそのエネルギーの燃料が届けられないため、次第に痩せるとか、体がだるいなどの症状が現れてくることになります。

■食事と運動で治すと宣言

糖尿病についていろいろ勉強して、私はどういう治療法を選択しようかと悩みましたが、生活習慣病の予防を説いていた疫学部長の立場もあり、私は「食事と運動」で治すという方法を試みることにしました。

がんセンター病院内科の岡崎先生に「とにかく、まずは食事と運動でどこまで血糖値をコントロールできるかやってみます」と宣言しました。同じがんセンターに勤めている気安さか、うるさい先輩だから好きなようにさせようと思ったのか、それではまあやってみなさいということになりました。

中年以降に発症する2型糖尿病は、膵臓の働きが完全に駄目になってしまったわけではないのです。膵臓が疲れて、インスリンの分泌能力が衰えているのですが、しかし、まったくインスリンが分泌されないわけではありません。

ただ、正常よりもインスリンの働きが悪いために、血糖値が高めに推移していることが問題なのです。血糖値が高めに推移すると、合併症の問題が出てきます。

ですから、血糖値を正常の範囲内にコントロールすることができれば、糖尿病の進行を止めることができるのです。

血糖値が高めであっても、まだ合併症や自覚症状が出ていない段階であれば、インスリン注射の助けなしに、血糖値をコントロールすることができます。そのための方法が、血糖降下薬による治療と、「食事と運動」による治療なのです。薬の作用や副作用については第七章で詳しく述べますが、いろいろ考えた末に、私は薬に頼らずに、食事と運動だけで血糖値をコントロールすることにしたのです。

■まずは規則正しい食生活に

さて、血糖値を低く抑えるためにまず最初にしたことは、毎日を規則正しい生活に戻すことでした。

それまでは仕事の関係もあり生活のリズムが不規則で、食事の時間も不規則でした。夕食を病院周辺で食べ、家に帰ってからも残っている夕食を食べるということがしばしばありましたし、飲む機会も多かったのです。築地のスエヒロや江戸銀には同僚ともよく行って常連客でしたし、魚河岸の中の店も多くは顔なじみでした。

そのような不規則な生活を送っていると、体のリズムが乱れるばかりでなく、実際にもつい食べ過ぎてしまうのです。食事の時間が不規則だと、空腹に任せて食事を重ね、気がつくと一日に四回も五回もご飯を食べているということがまれではありませんでした。胃も大きくなっていたのでしょう。

それでまず、食事は一日に三回と決め、朝昼晩を規則正しい時間にとることにしました。朝と夜は自宅で食事をとることに徹し、昼は弁当を持って出かけました。朝食は六時、昼食は一二時、夕食は六時としたのです。ほとんど習慣となっていた一〇時、三時のお茶とおやつもやめました。夜も遅くまで起きているとお腹が空くので、九時には寝ることにしました。

■食事の量と内容を見直す

最初に規則正しい食生活にして、次に必要なのは食事の量と内容の見直しです。まず、量が問題です。何しろ、糖尿病と宣告されるに至った理由は食べ過ぎ、つまりカロリーの取り過ぎにあるわけですから、今まで食べていた量の、半分くらいにまで摂取カロリーを落とさなければなりません。カロリーの取り過ぎは、即、高血糖となって数値に現れてくるからです。血糖値を低く抑えるためにも、摂取カロリーを低く抑える必要があるのです。

医師と相談して、とりあえず一日の摂取カロリーを一六〇〇キロカロリーと決めました。病院の管理栄養士にひととおり食事内容の指導も受けました。そして、一六〇〇キロカロリーの食事法を身につけるために「食品交換表」を買ったのです。これは日本糖尿病学会が発行している本で、すべての食品を六つの食品群にわけ、一単位八〇キロカロリーとしたものです。

表1は穀物、表2はくだもの。表3は魚介、肉、卵、チーズ、大豆製品などのたんぱく質。表4は牛乳と乳製品。表5は油脂、多脂性食品で脂肪を主とするもの。表6は野菜、海藻、きのこ、こんにゃく。そしてその他の表に、調味料のみそ、しょうゆなどがあります。

霜降り肉は一単位三〇グラムですが、鳥ささみなら手のひらサイズの八〇グラムです。同じ食品群の中ならどちらをとってもよい、ということになります。牛肉にこだわるなら量は少なくなりますが、鶏肉でよければ八〇グラム食べられるのです。

すべての食品群からむらなく食べるのがよく、一六〇〇キロカロリーなら二〇単位分の食事ができるので、表1の食品から一一単位、表2から一単位、表3から四単位、表4から一・四単位、表5、表6からそれぞれ一単位、調味料から〇・六単位となります。朝五単位、昼七単位、夕食七単位、おやつが一単位というような分け方が可能です。

食品の分類	食品の種類	1単位（80kcal）あたりの栄養素の平均含有量（g）		
		炭水化物	たんぱく質	脂質
【主に炭水化物を含む食品（Ⅰ群）】				
表1	穀物、いも、炭水化物の多い野菜と種実、豆（大豆を除く）	18	2	0
表2	くだもの	20	0	0
【主にたんぱく質を含む食品（Ⅱ群）】				
表3	魚介、肉、卵、チーズ、大豆とその製品	0	9	5
表4	牛乳と乳製品（チーズを除く）	6	4	5
【主に脂質を含む食品（Ⅲ群）】				
表5	油脂、多脂性食品	0	0	9
【主にビタミン、ミネラルを含む食品（Ⅳ群）】				
表6	野菜（炭水化物の多い一部の野菜を除く）、海藻、きのこ、こんにゃく	13	5	1
調味料	みそ、さとう、みりんなど			

［日本糖尿病学会編：糖尿病食事療法のための食品交換表　第6版　文光堂　2002］

表1の食品

ごはん・1単位 50g （小さい茶碗軽く半杯）	食パン・1単位 30g （1斤6枚切りの約半枚）
うどん（干し）・1単位 20g	ゆでうどん・1単位 80g

表3の食品

あじ・1単位 60g （頭、骨、内臓付き130g）	たい・1単位 60g （切り身1切れ）
牛肉（もも）・1単位 30g （あぶら身を除いた目方）	とうふ（もめん）・1単位 100g

表2の食品

りんご・1単位 180g （皮、芯を含む目方）	りんご・1単位 150g （皮、芯を除いた目方）

表6の食品

野菜・1単位 いろいろとりあわせて300g

図1　食品交換表とその使い方（1単位80キロカロリー）

薬に頼らない、食事と運動による療法を行う場合、制限カロリーを守るのがとても重要です。というのも、それを上回る分はすべて脂肪になったり、尿に出たりすることになり、合併症のリスクが高くなるのです。

まず何をどれだけ食べたか正確に知るために、食卓に一キログラムまで測定できるデジタル秤《ばかり》を買い、口に入れるものはすべて秤で計ってノートに記録してから食べることにしました。夜にそれをまとめて、簡易表によって一日の摂取量を炭水化物、たんぱく質、脂肪に分けて計算します。摂取エネルギーの半分は炭水化物から、脂肪は二〇パーセント以下にするのが目標です。

一六〇〇キロカロリーというと、だいたいごはんを軽く一杯と味噌汁、納豆、キンピラゴボウの朝食、お昼のお弁当には、玄米、漬物、焼き魚、煮野菜など。夜はご飯一杯に、豚ショウガ焼き、それに豆腐とか、野菜など、なるべくカロリーの少ないものを選んで、ボリューム感を出すように工夫します。だいたいそんな感じの食生活が続きました。

■食べ方の見直しで空腹と闘う

その量は、今まで食べていた分量から考えると、やはり相当少ない量です。それで、非常にお腹が空くのです。糖尿病治療というのは、まさに最初は空腹感との闘いです。糖尿病の一番の症状は「食欲」かもしれません。

しかし「食事と運動による療法」においては、まず食欲との闘いに勝つ必要があります。食欲との闘いに勝利するためには、いくつかの工夫があります。中でも大事なのは、ゆっくりと、よくかんで食べるということです。

人間の食欲は脳の食欲中枢がコントロールしています。満腹感を感じるためには、脳の満腹中枢の神経細胞に、血中たんぱく質の一部が結合する必要があるのです。腸で吸収されたものが脳に届くには、食べ始めてからだいたい一五分くらいかかります。

私もそうでしたが、医者には早食いの人が多いようです。特に外科系の医師は、手術の合間に、あるいは手術が終わったときにかき込むように食べてしまうということが多くて、五分もあればみんな食べてしまうのです。それをやりますと、腹はパンパンになるのですが、満腹感がないので、結果的につい食べ過ぎてしまうということの繰り返しになってしまいます。

ゆっくりと食べることが非常に大事で、例えば一杯のおかゆでも、一五分以上ゆっくり時間をかけて食べていると、突然満腹感を感じることができます。

そうやって食事を取っていますと、やがて胃が小さくなったのか、一ヶ月もするとそれほど空腹感を感じなくなりました。多少の空腹感はむしろお腹がすっきりする感じになります。ですから、最初が勝負です。

■油脂をさけ制限カロリーを守る

制限カロリーを守るために、どうしても取り組む必要があるのが、脂肪の取り過ぎを抑えることです。これさえできれば、カロリー制限はそれほど難しくありません。炭水化物やたんぱく質は、一グラムで約四キロカロリーなのですが、脂肪は一グラムが九キロカロリーで、二倍以上あるのです。ですから、カロリー制限中の食事からは脂肪を追放するのが、一番効率よく摂取カロリーを減らす良案です。

栄養学的にいっても、脂肪の摂取量は、一日の食事のうちの約二〇パーセントもあればそれで十分なのです。一六〇〇キロカロリーですと三二〇キロカロリー分、三五グラムの脂肪ということになります。これは糖尿病の人に限らず、だれでも健康な食事をするためには、一日二〇パーセントぐらいが望ましいとされています。

それに対してアメリカ人などは、食事エネルギー量の四〇～五〇パーセントもの量の脂肪を取っているので、今やアメリカの最大の悩みは肥満者の増加になっています。肥満が高じたあげく、マクドナルドを訴えた人すらいます。さすがにアメリカの裁判所も見識を持って、そのような食習慣は個人の問題だということで裁判にならなかったようです。

肉より魚、それも青みの魚はＤＨＡやＥＰＡを含むので、勧められています。しかし、これも最初はカレイなどの白身の魚にした方がよいでしょう。その方が脂肪分が少ないのです。しばらくは好きなサンマやイワシもがまんしました。サケは半切れで一単位ですが、カレイやヒラメ、タイのような白身の魚は倍量の一切れ食べられます。

実際に毎日の食事、食物を自分で選んでいくときに、脂肪を二〇パーセント以下にするということは、いろいろ考えると、結構煩わしくなってしまうのが普通です。

てんぷらやステーキの脂身部分など、おいしそうに見えても脂肪と見えるものは一切口にしないぐらいで、ちょうど約二〇パーセントになります。というのは、食品中には元々脂肪が含まれているからです。例えば豆腐のようなものでも、大豆の脂肪の大半はそのまま豆腐の中に残っています。水分をのぞいた豆腐の重量の二〇パーセントぐらいが脂肪なのです。

つまり、目に見える油脂類は取らないことがコツなのです。そのような食生活ができるようになると、制限カロリーは意外と楽にクリアできます。てんぷら、トンカツなどはもちろん我慢です。野菜炒めなどの油も極力おさえます。それからサラダは体にいいと思ってたくさん食べる人がいますが、マヨネーズにはけっこう油が含まれているので注意が必要です。柚子《ゆず》味のノンオイルタイプのドレッシングをお勧めします。ケーキやクッキーは、甘さもさることながら、油脂が非常に多く使われているので、避けたほうがよい食べ物です。

■外食は半分残す

カロリー制限や食欲との闘いで一番困るのが外食です。私は職場で食べる場合はいつも一日のカロリー制限内で作った弁当を持参するようにしていましたが、それ以外のときが問題でした。

仕事がら、お昼の会合とか夜の打ち合わせで食事の出ることが多いのです。東海大内科の故・五島雄一郎名誉教授は、カロリー制限を守りたかったら外食の半分は残すとちょうどよい、と話してくれたことがありました。わかりやすく、確かにいい案だと思います。

あるとき病理学会の委員会でうな重が出ました。見るからにうまそうなうな重だなと思って、それでもゆっくり食べなければいけないので、ゆっくりゆっくり食べていました。半分食べて、半分残すべきかどうかと迷い、周りを見まわしましたら、皆ほとんど食べ終わっていたのです。それで踏ん切りよく「えい、もう半分残そう」とふたができたということもありました。

うな重は一二〇〇キロカロリーもあります。家に帰って計算してみますと、全部食べていたのではとても制限カロリー内では収まらない。でも、半分残せば好きなうなぎも食べられるということがわかりました。

日研フード会長の越智宏倫《おちひろとも》氏は、ご自身で老化制御研究所を作り、食品の抗酸化作用と老化防止の研究をしています。ご自身も糖尿病で、年一回絶食道場へ参加したり、食生活によるコントロールをいろいろ試した結果、おいしいものを少し食べるようにすればよいのだ、という境地に達し、『美食少食のすすめ』（ヒット企画協会、星雲社発売）という本を書いています。

戦後の食糧難の時代を考えると、食事を残すのは非常にもったいない気がします。一時から見るとレストランのフルコースや懐石料理も量が減ったような気がしますが、メニューにカロリー表示がしてあると、もっと簡単に料理が選べるでしょう。これだけ肥満や糖尿病の人が増えているのですから、レストランなど飲食業界もメニューに工夫が欲しいところです。

■甘すぎる果物は要注意

食べ物でもうひとつ注意しなくてはならないのは果物です。よく「野菜・果物を健康のためにいっぱい取りましょう」というキャンペーンがありますが、野菜はいいとして、果物は意外に血糖値を上げるのです。

特に最近の果物はどんどん甘くなっていますから、非常に注意が必要です。逆に甘すぎない果物があれば、それは糖尿病の人にもよい食べ物ということになります。

農大には全国に校友会組織があって、ときどき講演に呼ばれることがあります。ある時、熊本県の農協の人と話したのですが、デコポンという名産の柑橘《かんきつ》類があります。デコポンというラベルは、糖度一二パーセント以上のものに貼って出荷するきまりだそうで、一二パーセントまでいかないものはクズだと言うのです。

それなら発想を変えて、例えば糖度一〇パーセントぐらいの、少し酸っぱみのあるものを「これは糖尿病患者にいい」というラベルで売り出したらどうかと話したことがあります。オレンジなど柑橘類はビタミンCのみならず、モノテルペンという香り成分が豊富で、一日一個程度なら糖尿病患者にもよい作用が期待できそうです。

とにかく最近の果物は、イチゴもナシもリンゴも何もかも全部甘くなっていくという風潮はいかがなものでしょうか。ひたすら甘みを追求する果樹栽培は、ハウスなど不自然な環境を必要とする場合が多く、農家にとっても必ずしもよいことでないのは確かです。もう少し元の自然の風味、素朴な味を保つ果物を作って、「血糖値を上げない果物」として売り出せばヒット商品になるでしょう。

それから、もうひとつはお菓子です。私は甘いものが好きですが、糖尿病には甘いものはいけないと思っている人が多いでしょう。確かに食後の血糖値を上げるのは糖分ですが、これは後述するように運動でコントロールできます。長期的にみれば一番いけないのは脂肪なのです。たまには和菓子の饅頭《まんじゅう》や羊羹《ようかん》など、一日一個ぐらいなら食べても構わないと思うのです。

むしろそれを我慢していらいらするより、気分にゆとりが生まれるでしょう。次章で述べるように、自分で血糖値を測る習慣さえ身につけていれば、制限はそれほどきびしくしなくても、一定量の好きなものが食べられます。

第3章　わが糖尿病体験を語る――血糖モニター編

■血糖コントロールを成功させる簡易血糖値測定器

薬に頼らないで、安全に食事と運動で血糖値コントロールをおこなうには、自分で簡易血糖値測定器を買い、常に自分の血糖値の変化を把握することが大事です。

読売新聞に記事が載ってから、私のところには糖尿病と診断された人がよく相談に来るようになりました。私は相談に来た人には、まず「血糖値測定器を買いなさい」と言うことにしています。これは全国どこの薬局でも買えるものなのです。

採血用の針がついていて、指先から血液をほんの一滴採取し、それを手のひらサイズの小さな測定器で読み取ります。すると、三〇秒程度で血糖値が表示される仕組みです。これは非常に便利な器具です。

ところが、いろいろな人の意見を聞くと、処方箋《しょほうせん》がないので売ってくれなかったとか、2型糖尿病患者は適用でないと言われたという話も聞きました。しかし、自費なら誰でも買えるはずですので、買えない場合はお医者さんに相談してください。

この器具はだれでも、どこでも手軽に血糖値が測れて、自分の血糖値の状態がわかり、安全に手軽に血糖値コントロールができる非常に便利な器具です。

それなのに、どうして全国にこれだけ大勢の患者がいる「高血糖症」や「２型糖尿病」の人にそれが普及しないのだろうとずっと疑問に思っていたのですが、それは健康保険の適用が認められていないということに大きな原因があったのです。１型の糖尿病には保険の適用が認められているのに、２型の糖尿病には認められていないのです。

しかし医療費の削減という面から考えても、もし将来、糖尿病患者が腎症《じん》を合併して腎不全となり、人工透析を受けるようになると、月々八〇万円も医療費がかかるわけです。それを考えれば、みんなに保険で血糖値測定器を持たせて、血糖値を測れるようにしておき、「一病息災」で、今後の健康を保つという患者教育をしたほうが、余程医療費削減の面から大きく役立つでしょう。

実際、厚生労働省の研究班が糖尿病患者の市町村における教育効果のモデル事業をおこない、血糖値測定器を使用したグループが一番高血糖のコントロールによかった、との報告をしています。

保険が適用されればもっと安くなるのでしょうが、しかし、それほど高い器具ではなく、せいぜい一万五千円かそこらで買える値段ですので、薬なしで血糖値コントロールをおこなおうという人は、ぜひ購入することをお勧めします。

■簡易血糖値測定器で血糖値の動きをつかむ

簡易血糖値測定器は、食後の血糖値を計るだけでなく、さまざまな使い方ができます。例えば、いろいろ違った運動をした後に測ったり、食べ物の種類を変えて血糖値の上がり方の違いを見るなど、血糖値の変化を目安に自分に即した養生法を考えられる所が便利なのです。一ヶ月分くらいのメモリーがあるので日々の変化もわかりますし、平均値も出してくれます。自在に使いこなす習慣ができれば、それだけでもう血糖値コントロールに成功したようなものです。

血糖値は、早朝の空腹時に測るのが一般的です。病院で測ってもらうと、病院に着くまでの運動で二〇〜三〇ミリグラムも下がってしまうので、見かけ上よい成績になることもあります。しかしそれだと、自分の本当の状態がわからないことがままあります。

私の場合は最初のうちは、運動をした後や運動している最中、食前、食後一時間、二時間、三時間、寝る前や起き抜けなど、とにかくひたすら測って血糖値がどう変わるのか見てみました。運動の種類と程度でどれくらい下がるのか、ということはこれで実感できました。

しかし、インスリン注射の必要な1型糖尿病患者でも、保険で認められている血糖値測定回数は一日四回分しかないのだそうです。私の場合はそれを一日一〇回、二〇回と測って、自分の血糖値がどう動くのかを実地に体験したわけです。

その結果、私の場合は食べ始めて三〇分ぐらいで、あるいはものによっては一時間ぐらいで血糖値がピークになるということがわかりました。ピーク時には、血糖値が二五〇～三〇〇ミリグラムになりますが、運動をすれば五〇～一〇〇ミリグラムも簡単に下がることもわかりました。

そして、どのようなものを食べるとどれくらい上がるのか、どのような状態の時に血糖値が大きく上昇しているかがわかるので、具体的に気をつけることができるようになったのです。ちなみに口の中が苦くなったり、食後眠くなるときは血糖値が三〇〇ミリグラム近くになっています。

■血糖値をみて練る対策

そうやって血糖の上昇を測りながら血糖値と食べ物の関係を見ていくと、新発見もあります。私のゼミの学生で糖代謝を課題にとりくんでいるグループがありますが、健康な人は食後三〇分から一時間でせいぜい一六〇～一八〇ミリグラムにしか血糖値は上がりません。

そして二時間もたつと、もとの一〇〇ミリグラム前後に戻るのです。糖尿病の人は軽く三〇〇ミリグラム以上に上がり、二時間たっても二〇〇ミリグラム程度あります。

七五グラム糖負荷試験というものがありますが、これはブドウ糖七五グラムを溶かした水溶液を飲み、一五分後から時間を追って二〜三時間後まで採血して、血糖値の上昇と、それに応じて分泌されてくるインスリンの変化を調べるテストです。

健康な人は血糖が上がり始めるとすぐにインスリンが出て、血糖が下がり始めるとインスリンの分泌も元に戻ります。ところが高血糖の人はインスリンの分泌が遅れ、いつまでも高い状態がつづくのです。

また、血糖値の気になる人がお飲みください、というような健康飲料がありますが、それらの効果が本当にあるのか、ということも血糖値を測ることで容易に確認できます。私は血糖降下薬はつかったことがないのですが、柿の葉茶とか連銭茶、ギムネマ茶などもらうことも多く、それぞれ試してみたことがあります。

学生が酢飯は血糖値を上げないことを発見し、報告にきました。酢を飲んだあとで食事をするとどうかとか、酢で口をゆすぐだけではどうか、などいろいろな条件を検討しました。どうも酢は口の中で糖分を消化するアミラーゼを阻害するからではないか、と思っています。

反応が早いので、レセプターも関係しているかもしれません。

中国から輸入される健康食で血糖降下作用をうたったものもありますが、健康食品をためす場合でも、自分で血糖変化をチェックすることは安全で効果的です。ブラジルには植物インスリンといわれるものがあり、過度の食用は低血糖発作をおこす危険があります。

■グリセミックインデックス

血糖値の上がりかたは食事によっても違います。それは、デンプンからブドウ糖にまで消化分解されやすさの差、小腸からの吸収の程度の違いが、体内の血糖値上昇に影響を与えるからです。

糖尿病の専門医であるカナダのジェンキンス教授は、食品による血糖値の上がりかたに差のあることを見つけ、グリセミックインデックス（GI）という概念を提唱しました。ジェンキンス教授は「ゴリラの食事は理想的。ゴリラは病気になったら普段と異なった葉っぱを食べて自分で治している、ゴリラと同じ完全菜食が健康をつくる」と説く有名なベジタリアンです。

一〇年ほど前、私のところを訪ねてきたことがあります。私より五～六歳年上の人かな、と思っていましたら、なんと五～六歳若いと聞き、やはり野菜だけでは若さを保つのに無理なのでは、と思ったものでした。瘦身《そうしん》でとても老けて見えたのです。

GI値の話に戻りますが、これはいろいろな食事を食べたあと二時間、または三時間後まで血糖値を測り、ブドウ糖、あるいは白パンを食べた後の血糖値変化を一〇〇として、それと比べた血糖の上がりかたをパーセント表示にしたものです。

玄米などは白米を一〇〇とすると六〇くらいで、やはりGI値が低いのです。それから、全粒パンやライ麦パンなど、未精製の色の黒いものの方がGI値が確かに低いのです。スパゲティなどは、GI値が白米に比べると六〇パーセントぐらい、つまり、吸収が六割ぐらいで、血糖値を上げないということで推奨される食べ物です。

炭水化物や食物繊維摂取と糖尿病発症の関係がいくつかのコホート研究で調べられています。コホート研究とは、調査した一定人数の集団を長期追跡してリスクを探しだす疫学的方法です。米国で六万五〇〇〇人の看護婦が参加した研究で、糖尿病発症のリスクと関連していたのは、炭水化物指標としてGI値が高いほどリスクは高くなり、総食物繊維や穀物繊維、およびマグネシウム摂取が多いほどリスクが低くなるという結果でした。総炭水化物摂取は糖尿病発症との関連が認められませんでした。

一方、看護婦研究と同じ質問票を用いて三万六〇〇〇人を対象にマイヤーらがおこなった「アイオワ女性の健康研究」では、総穀類・未精製穀類摂取の増加、総食物繊維、穀物繊維、マグネシウム摂取の増加とともに糖尿病発症のリスクは低下しましたが、ＧＩ値とは関連がみられませんでした。

男性を対象とした大規模コホート研究として、四万三〇〇〇人のアメリカ人の医師や男性保健職従事者を対象とした研究もあります。ここで糖尿病発症のリスクと関連していたのは、ＧＩ値が高いほどリスクが高く、穀物繊維摂取とマグネシウム摂取が多いほどリスクは低く、総炭水化物摂取、総食物繊維摂取、果物・野菜からの食物繊維摂取と糖尿病発症は関連なしという結果でした。

どうも研究グループによってＧＩ値の支持に温度差があるようです。炭水化物の種類の問題、マグネシウムなど他の微量元素の影響もありそうです。

ＧＩ値がどのようなところから提唱されてきたかと言いますと、糖尿病患者、あるいは正常な人を対象に、食後二時間値、あるいは食後三時間の血糖の状態でＧＩ値を決めていることが多いのです。

それで、私もＧＩ値が話題になり始めたころに、本当にそうかと思っていろいろ食べて調べてみました。ところが、GI値の低いはずのスパゲティを夕食に食べると、次の日の朝の血糖値は必ずいつもより高くなったのです。

これはどうしたことかと思って、GI値の最初の論文をいろいろ調べてみました。すると、GI値というのは、二時間値、あるいは三時間値だけしか見ていないので、五時間後の値、六時間後の値がどうなるのかということは、じつは全然わかっていなかったのです。

ですから、スパゲティのように消化・吸収に時間がかかるものは、二時間値、三時間値は低いけれども、そのあと徐々に消化されて夜中に吸収され、かえって次の朝高くなるというような具合の悪いことがあるのでしょう。ですから、GI値だけで食べるものを選ぶのは、まだ時期尚早という気がします。

■抗酸化食品の重要性とアルコール

血管におきる合併症を防ぐには、ビタミンやミネラル、そして抗酸化物質も必要です。

ビタミンやミネラルは必要量が少ないのですが、体の潤滑油の働きをします。また、亜鉛などインスリンの合成に関わるミネラルもあります。ミネラルのクロムやマグネシウムも、血糖値を下げたり、インスリンの合成に関わるなどの働きがあるとされています。

抗酸化物質としては、ビタミンCやビタミンEが有名です。それらは体内に発生した活性酸素の害を抑えることができると考えられています。

活性酸素やフリーラジカルが、糖尿病の合併症に関係があるのではないかと考えられ、動脈硬化など太い血管にくる合併症や、網膜症、腎症など細い血管にくる合併症の両方に、関係があると考えられています。合併症を防ぐ意味で、抗酸化能をもつ食品を多く含む食事を取ることが大事です。高血糖になると代謝が変化し、活性酸素が増える状態になりやすいからです。

ビタミンCやビタミンEのほかにも、βカロテン、ポリフェノール、イソフラボン、そしてグルタチオンなど多くのファイトケミカルが抗酸化能をもちます。そういう意味からも食生活に何を選ぶかということが大事になります。

また、アルコールは、やはり血糖値にはよくありません。欧米の研究では、軽度の飲酒はインスリン感受性を増すので糖尿病のリスクを減らすが、多量の飲酒は促進するという、いわばU字型のリスクを示すものが多いのです。しかし、日本人はアルコール感受性が欧米人とは違うので、欧米の結果をそのままあてはめるわけにはいきません。

虎ノ門病院の野田春彦内分泌部長らは厚生労働省多目的コホート研究の結果から、やせ型の人はアルコール量で二三グラム、一日一合程度のアルコールでも糖尿病促進に働くといっています。肥満型の人には適量ならよいという報告もありますが、これは個人の嗜好《しこう》も影響しているかもしれません。赤ワインを飲むと血糖値が下がるという人もいます。私の場合は日本酒が好きなのですが、つぎの日の血糖値に一番ひびきます。やはり、肝臓の負担を高めるからでしょう。酒好きの人は自分はなにをどれくらいは飲んでもよいのか、血糖値測定器で確認して楽しむことが大事です。

■和風の食品ピラミッド

肥満と糖尿病の大国アメリカでは、肥満対策にフードピラミッドをつくり、ファイブ・ア・デイという運動を展開して、具体的なイメージで、何をどれぐらい食べるといいかという簡単な表を作っています。これは、一日にさまざまな食品をうまく組み合わせて五皿とりましょうという運動です。私も農大で機能性食品をいろいろと研究していますので、これはわかりやすく便利だと思い、もう少し日本式の食事に合った食品ピラミッドというものを作って提案しました。それが次の図です。

この図にある各ブロックから食べ物をバランスよく取ることで、抗酸化能をもつファイト

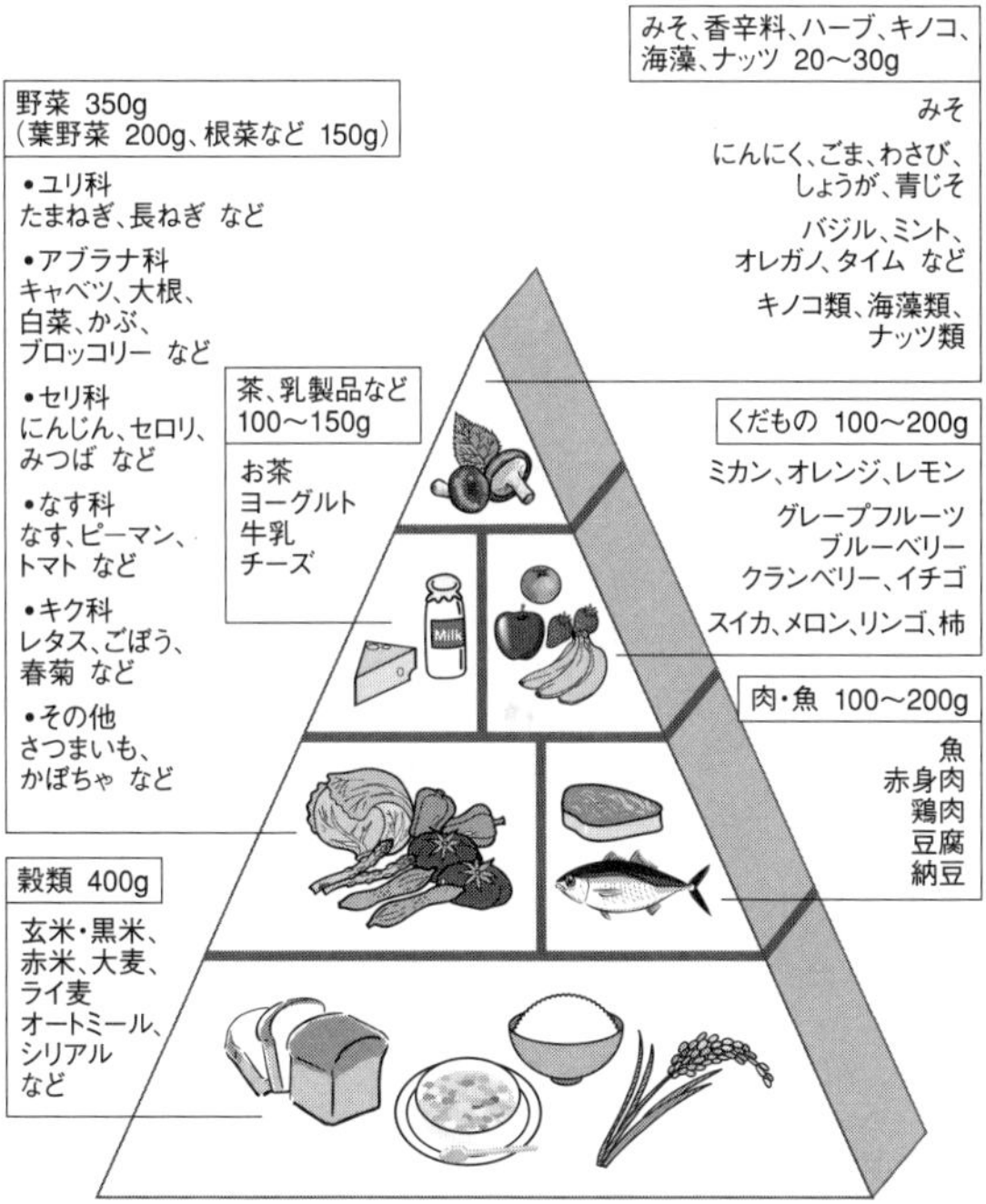

みそ、香辛料、ハーブ、キノコ、
海藻、ナッツ 20～30g
みそ
にんにく、ごま、わさび、
しょうが、青じそ
バジル、ミント、
オレガノ、タイム など
キノコ類、海藻類、
ナッツ類
野菜 350g
(葉野菜 200g、根菜など 150g)
•ユリ科
たまねぎ、長ねぎ など
•アブラナ科
キャベツ、大根、
白菜、かぶ、
ブロッコリー など
•セリ科
にんじん、セロリ、
みつば など
•なす科
なす、ピーマン、
トマト など
•キク科
レタス、ごぼう、
春菊 など
•その他
さつまいも、
かぼちゃ など
茶、乳製品など
100～150g
お茶
ヨーグルト
牛乳
チーズ
Milk
くだもの 100～200g
ミカン、オレンジ、レモン
グレープフルーツ
ブルーベリー
クランベリー、イチゴ
スイカ、メロン、リンゴ、柿
肉・魚 100～200g
魚
赤身肉
鶏肉
豆腐
納豆
穀類 400g
玄米・黒米、
赤米、大麦、
ライ麦
オートミール、
シリアル
など

図2　日本版「食品ピラミッド」

ケミカルのみでなく、ビタミンやミネラルも十分に補給できるように工夫されています。ファイトケミカルとは、植物に含まれていて、ビタミンやミネラルのように必須の栄養素ではありませんが、抗酸化能など生体にとって重要な機能をもつ化学物質につけられた名前です。

植物性食品に見られるファイトケミカルのがん予防効果はよく研究されていて、主として体の組織が酸化されないようにする抗酸化作用が知られています。体内の細胞のたんぱく質や脂質が酸化されると、細胞の集合体である臓器や組織の機能が衰え、老化や動脈硬化を促進します。糖尿病患者は体内で酸化がおきやすい状態にあるのです。それで血液中の脂肪球が酸化すると、動脈硬化が進む原因になります。

ファイトケミカルは、このような過酸化物を中和させる働きを持つので、アテローム硬化のような大血管障害を予防してくれます。毎日の食生活の食品バランスを考えたりするうえで参考にしてほしい渡邊式「食品ピラミッド」では、食材をいちいち計量する必要はありません。

野菜、果物、穀類、海藻類等の植物性食品をそれぞれのブロックから、ブロックの大きさに比例するようにバラエティ豊かにとり、肉類を少なめにするというシンプルな食生活が肥満や動脈硬化を予防し、糖尿病の進展を防止します。

最下段が「穀類」（一日四〇〇グラム）です。七分づき米（玄米をついて胚《はい》などをとり除いた米）や、玄米や大麦などの雑穀、小麦の表皮も胚芽も製粉しているので、食物繊維や鉄などのミネラルが豊富な全粒小麦、ライ麦、オートミールやシリアルなどを採用しましょう。

三番目の段が、四季折々の旬のものをとれる多種類の「野菜」（一日三五〇グラム）と「肉・魚・大豆蛋白《たんぱく》など」（一日一〇〇～二〇〇グラム）です。その上の段は、それぞれ一日に一〇〇グラムほどとりたい「果物」と「茶・乳製品など」、最上段には「みそ、香辛料、ハーブ、キノコ、海藻、ナッツ」など少量でよいものにあててあります。

私は小豆を混ぜて炊いた玄米を普段食べています。おかずとして野菜の煮ものや炒めもの、魚の照り焼きや網焼きに果物をそえればよいのです。これに汁ものとして、ワカメやキノコ類の味噌汁《みそしる》やスープを選び、食後はお茶やヨーグルトで締めくくれば、手軽に理想的な食事になります。

第4章　わが糖尿病体験を語る——運動編

■運動の習慣をつくる

私が一番最初に「食事と運動」で治すと決めたとき、カロリー制限を守る食事と並行して、運動として何をしようかと考えました。

最初は、とりあえず通勤に車をつかうのをやめ、徒歩と電車に変えました。そして、歩くことの目標を一万歩に定めました。今はいろいろな機能が加わった便利な歩行計があります。

家から駅までの一キロメートルと、銀座四丁目から東銀座までの一区間を歩くことにして七〇〇〇歩、それとがんセンター内で病院と研究所の間の行き来、昼の魚河岸の散歩などでだいたい一万歩になります。

それとともに、当時の勤務先があった中央区は夜間に小学校のプールを一般に開放していましたので、水泳を始めることにしました。中央区の区長の矢田美英氏は、時々囲碁クラブでご一緒しましたが、先進的な思想の持ち主で、少子化、過疎化で空いてきた小学校を建て直す際に、老人ホームを抱き合わせにして作り、地下に温水プールを作ったのです。

一日おきに週に三日、仕事が終わってから帰りに、一～二時間ほど泳いで帰ることにしました。水泳は好きでしたので、楽しく、長続きしました。肥満体は浮きやすく、水中を歩いても膝《ひざ》に負担がかからず、よい運動です。最近は水中歩行がはやりらしく、歩行専用のコースがとられているプールもあります。

泳いで家に帰ると爽快感《そうかいかん》があって、血糖値もそれだけ下がりますし、夕食は野菜をたっぷり使った食事をゆっくり食べれば、結構満腹感が味わえます。

夜食も絶っていましたから、一〜二ヶ月後には早朝空腹時血糖は一一〇ミリグラムまで下がり、コレステロールや中性脂肪も減ってきました。そしてうれしいことに三ヶ月後にはヘモグロビンＡ１ｃ《エーワンシー》が九・六パーセントに下がったのです。

■ヘモグロビンＡ１ｃを目標にする

ヘモグロビンＡ１ｃ（ＨｂＡ１ｃ）というのは聞き慣れない言葉かと思いますが、高い血糖状態にあるとたんぱく質にブドウ糖が結合してしまいます。赤血球のヘモグロビンにブドウ糖の結合したものの割合をパーセントで表したのがヘモグロビンＡ１ｃで、四・三パーセントから五・八パーセントが正常範囲とされています。

普通、血糖値は血液中のブドウ糖の濃度を測るのですが、それだと、食後二時間値とか、空腹時血糖値とか、その時点での血糖値を知るのには好都合なのですが、一〇〇から二〇〇

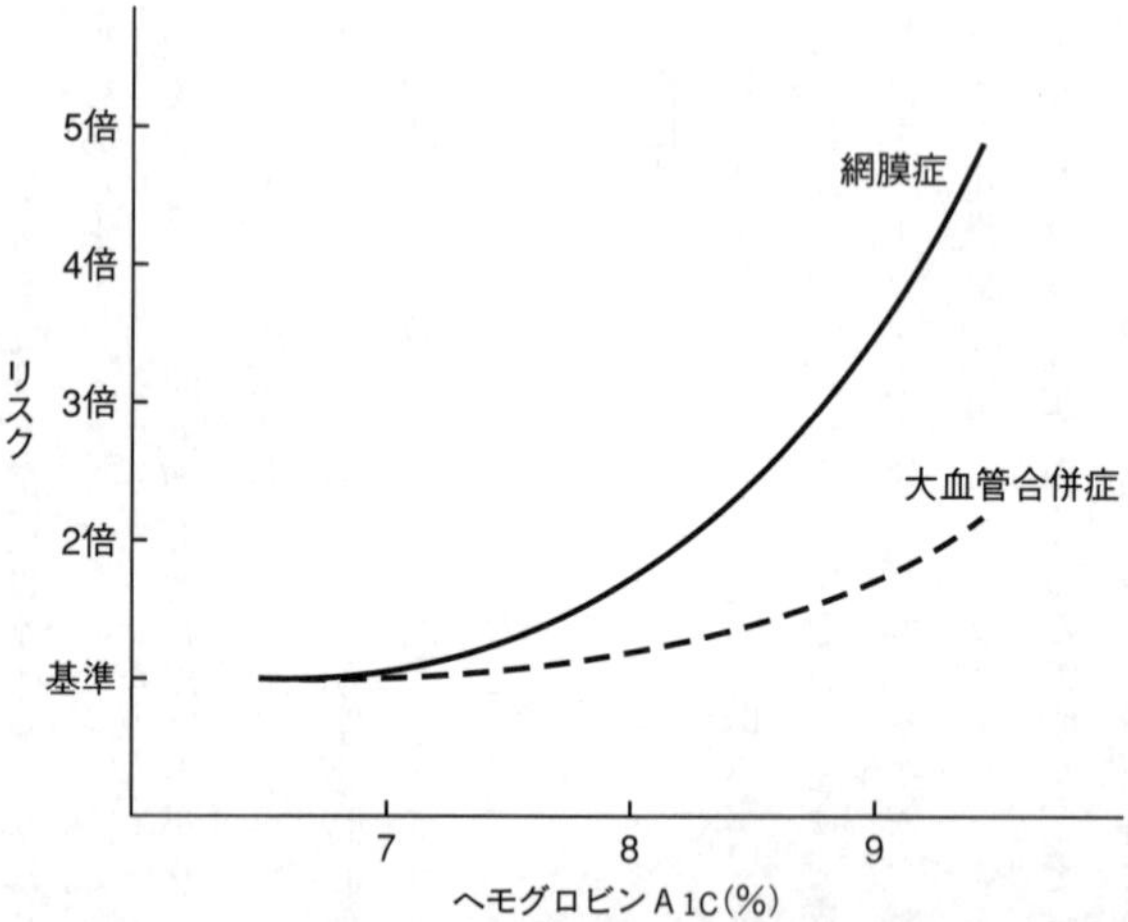

注）基準はヘモグロビンA1Cが6.5％以下
［JDCS7年次中間報告］より

図3　ヘモグロビンA1C値と大血管合併症または網膜症リスクとの関係　ヘモグロビンA1Cが9％以上から、合併症のリスクが跳ね上がる。

ミリグラムとか、あるいは三〇〇ミリグラム以上と変化が大きいので、長期間の平均的血糖値を知る指標には使えません。二〜三ヶ月の血糖値を反映しているのがヘモグロビンＡ１ｃの値なのです。

つまり、空腹時とか満腹時とか、睡眠時とか、それらの血糖値を平均して、だいたい三ヶ月間の平均はどれくらいかという値なのです。そして、この値は糖尿病の合併症になるリスクとよく関連しているのです。

私のヘモグロビンＡ１ｃの値は、忘れもしません、最初に糖尿病と宣告されたときには何と一二・八パーセントもありました。後で糖尿病の専門の先生に聞いてみると、糖尿病でヘモグロビンＡ１ｃの値は、高くなっても最高で一三パーセント台だと言っていました。それを聞いた時には、自分でも当時の高さに驚き、よく死の淵《ふち》から戻れたと思いました。

三ヶ月の食事制限と運動で、ヘモグロビンＡ１ｃは一二・八パーセントから九・六パーセントに下がり、確かに効果が出たと実感できました。ヘモグロビンＡ１ｃの値は、平常で六パーセント以下とされていますから、まだまだがんばりが必要です。

しかし糖尿病の合併症は、ヘモグロビンＡ１ｃが九パーセント以下だと、その危険性が急激に減るので、三ヶ月でここまでヘモグロビンＡ１ｃの値が下がったということはリスクが大幅に減ったといえ、この方法でやっていけると思いました。

そして、ヘモグロビンA1cの値は、次の三ヶ月後には七・八パーセントに下がり、それから次の三ヶ月目にはついに五・九パーセントとなって、六パーセントを切ることができました。合併症の危険は九パーセントから急に高まること、平常は六パーセント以下であること、六パーセント台でも合併症のリスクはほとんどないことを考えると、私は、これでだいたい糖尿病ではない人のリスクレベルまで下げられたと安堵《あんど》しました。

つまり「食事と運動療法」の効果として、薬を飲まなくても九ヶ月も続けると正常範囲にまでたどりつけたのです。

■軽めの運動でも十分な効果

食事と並んで、運動はやはり血糖値コントロールの重要な鍵《かぎ》なのです。そしてそれは、従来考えられていた以上に重要であることが最近わかってきました。また、軽めの運動でも、十分な血糖値コントロール効果のあることがわかってきました。

血糖値の上がる仕組みのところでも書きましたが、ブドウ糖は、体中の細胞によってエネルギーとして使われるために、いつも適当量が血液中を流れています。そして、インスリンの助けを借りて筋肉細胞や脂肪細胞など、各種細胞の中に取り込まれて、体を動かしたり、体温の維持などのエネルギー源として使われます。

よく体を動かすとお腹が空くのは誰でも経験することですが、その逆に、腹いっぱい食べたあと運動をしないと、過剰に摂取したブドウ糖は脂肪として蓄積されます。そのため肥満になったり、肝臓に脂肪が蓄積して脂肪肝になります。

しかし、肝臓に脂肪としての蓄積にも限界がありますから、腸間膜や腹腔《ふくこう》内にも脂肪がたまり、高すぎるブドウ糖は尿にも出るようになってしまいます。さらに使われないブドウ糖がいつまでも血液中に流れる高血糖の状態が続くと、糖化たんぱく質が増え、本格的な糖尿病となるのです。

私は「食事と運動」で糖尿病を治そうと決めてから、とにかく頻繁に自分の血糖値を測ってそのときの状態を見るようにしていたのですが、運動が血糖値を下げる効果は予想以上でした。いつも自分で血糖値を測ってみていますと、昼はそこそこにいいのですが、夜、食事をして二時間後の八時ごろに血糖値を測ると二〇〇ミリグラム以上ある場合がしばしばあります。

そのような時は、少し運動するに限ります。例えば、三〇分ほど外を歩くだけで、血糖値はすぐに下がります。散歩に出かけることができない場合は、運動用に買った自転車（エルゴメーター）を使って三〇分もこぎますと、二〇〇もあった血糖値はだいたい一二〇～一三〇に落ちるのです。だいたい食後二時間値が一四〇ミリグラム以下になればいいと判断して寝ることにしています。

そうやって夜間の血糖値を低くコントロールすることが、ヘモグロビンA1cを低く保つコツです。昼間はそこそこに活動しているので何とかなるのですが、夕食後に血糖値が高いまま寝ますと、一晩中高いままの状態になってしまうからです。

そうすると、三ヶ月の平均値であるヘモグロビンA1cの値も上がってきます。ヘモグロビンA1cを低く、六パーセント台に保つことが重要で、そうできれば、血管障害など合併症の危険は普通の人のリスクと変わらなくなるのです。

■運動で血糖値が下がるメカニズム

私は血糖値測定器でいつも血糖値を計っていましたから、運動には血糖値を下げる大きな効果があると実感し、そのメカニズムを考えてきました。

血糖値が下がる、つまり血液から細胞内にブドウ糖が入るには、ブドウ糖トランスポーター（ＧＬＵＴ）というたんぱく質が、細胞質内から細胞膜に移動してブドウ糖が流れ込めるようにする必要があります。

ＧＬＵＴがいわばブドウ糖の入ってくるドアとすると、インスリンは鍵の役割をします。ＧＬＵＴには一〇種類以上の型があり、細胞によって型が違っています。ＧＬＵＴ１は胎盤に、ＧＬＵＴ２は肝臓に、ＧＬＵＴ３は脳に、ＧＬＵＴ４は筋肉と脂肪に、ＧＬＵＴ５は小腸に、とそれぞれの臓器に特に多いのです。ＧＬＵＴ２は腎臓や小腸にもありますが、ＧＬＵＴ４は筋肉と脂肪にしかなく、これが血糖調節のキーになります。

筋肉も脂肪も何十キログラムもの大きさがあり、体の中での最大の臓器といえます。そして運動で血糖が下がるということは、インスリンによらなくてもブドウ糖が取り込まれる仕組みがあるということになります。

最近の研究で、運動によってできるＡＴＰの分解産物がＡＭＰキナーゼという酵素を活性化し、それが糖を取り込む仲立ちをしていることがわかってきました。

少し専門的な話になりますが、運動のエネルギーを生み出すのはＡＴＰ（アデノシン三リン酸）という分子です。そして、そのエネルギーが出されるときに、リン酸が遊離してＡＤＰになり、さらにリン酸を切り離してＡＭＰになります。

それを活性化するAMPキナーゼがGLUT四を活性化し、細胞膜のほうに移動させ、インスリンの関与なしに、ブドウ糖が細胞の中に入ってくる仕組みになっていることがわかったのです。

筋肉には他にもGLUT8や、GLUT11が発見されています。筋肉には収縮は速いが短時間しかもたない短距離走に役立つ速筋と、収縮は遅いが長時間働けて長距離走に役立つ遅筋があります。

GLUT11は筋肉の中でも遅筋の細胞に有効ですから、有酸素運動のジョギングやマラソンのさいに、特にブドウ糖を積極的に取り込んでいる可能性があります。

ですから、運動をしながら血糖値を測ると、如実に下がってくるのが誰でも実感できるはずです。GLUT4は筋肉と脂肪の両方にあるのですが、運動でADPができるのは筋肉細胞だけですから、ブドウ糖は筋肉細胞のみに取り込まれ、脂肪細胞には取り込まれず肥満が解消するというメリットもあります。

しかし生体内では、GLUTによる糖取り込みにはまだわからない点もあります。

糖尿病患者でも、消化管からの糖取り込み能力は落ちていないので、小腸のGLUT5はインスリンを必要としていないのかもしれません。

肝臓のGLUT2も糖尿病患者が脂肪肝になりやすいことを考えると、インスリン以外の物質による活性化がありそうです。

脳にはGLUT3とGLUT1しかありませんが、脳には筋肉のように蓄えられているグリコーゲンがなく、ブドウ糖を消費する最大の臓器ですから、インスリンがなくてもブドウ糖取り込みを保障するいろいろなドアや鍵があるのでしょう。

他にもIGF1はインスリン様増殖因子で、ソマトメジンとも呼ばれる物質です。これはいろいろな臓器で成長ホルモンの刺激をうけて一日一〇ミリグラムくらいつくられるホルモンですが、これもブドウ糖の吸収や細胞代謝にインスリンのような働きをしています。

■どのような運動が効果的か

ある学会で、糖尿病の新薬について臨床試験の結果を発表している先生がいました。この薬を飲むと、食後二時間の血糖値が五〇ミリグラムくらい下がるという発表をとくとくとしておこなっていたのです。

それで私が、「食後血糖値を下げるなら、何も薬を飲まなくても、三〇分ほど歩くだけで、五〇ミリグラム以上下がります。比較対照群に運動のみというのも置いたのですか?」と質問したのです。

そうしたら、その先生は予想しない質問だという憮然《ぶぜん》とした顔をしていました。あとから幹事の先生に、「よくぞ言ってくれた」と言われたことがあります。ですから、薬に頼らない医療を考えている先生も大勢いるのだと思います。

糖尿病学会のガイドラインでも、まず食事と運動を重視しています。

運動が血糖値を予想以上に下げることがわかりました。それで私は、運動をすればするほどいいのかと思い、マラソンやトライアスロンなど激しい運動にも挑戦しています。

一時間ぐらい目一杯の体力を使ってレース用の自転車で走って帰ってきたあと、これだけ運動したのだから、さぞ血糖値も落ちたかなと思って期待して測ると、一八〇とか二〇〇ミリグラムというように案外高いことがあります。

なぜかなと不思議に思い、いろいろ調べました。そうしたら当たり前の話なのですが、運動が始まると、細胞はエネルギーとして血糖を必要とするために、肝臓に蓄えられていたグリコーゲンが分解されて、ブドウ糖となって血中に放出されていたのです。筋肉の中のグリコーゲンは数分で消費されてしまいますが、肝臓のグリコーゲンがブドウ糖に分解されて血糖となるとなかなか消費されません。そのため、激しい運動をすると逆に血糖値が上がるという現象が起きたのです。

血糖値を上げるのは副腎皮質《ふくじん》から分泌されるグルココルチコイド、副腎髄質からのアドレナリン、膵臓《すいぞう》ランゲルハンス島のアルファ細胞からのグルカゴンといろいろなホルモンがあるのです。緊張によるストレス反応も血糖値を上げます。人類は長い進化の過程で危機に際してエネルギーを急増できる仕組みをいろいろ備えてきたのでしょう。

それで、激しい運動をした後には、逆に血糖値が上がるという現象が起きたのでした。激しい運動は一時的には血糖値を上げますが、ときどき血糖値を上げることも必要ではないかと考えています。

というのは、運動で血糖値が上がるのは、ほとんど肝臓のグリコーゲンが関与しているからです。もし運動しなければ、肝臓には糖がどんどん入っていき、グリコーゲンがすでに飽和状態にあるので、残りは全部中性脂肪のほうに回っていってしまうでしょう。すると、脂肪肝や高脂血症になるのではないかと思います。

そう考えると一度総棚ざらいのように、たまには激しい運動をして、肝臓のグリコーゲンを空にしてやることは、代謝回転を高める上で大事なことだと思います。

■食後三〇分歩く運動で十分

　では、普段はどの程度の運動をするのがもっとも効果的でしょうか。農大の私のゼミの学生で、GI値の研究をやっているグループがあります。私も参加して、いつも一定量の食事を取り、食べる前に運動するとどうか、食べたあとに運動するとどうかという血中の変化を調べてみたことがあります。

　すると、やはり食前の運動よりは食後の運動のほうが効果的だということがわかりました。食前の運動は、必ずしも食後の血糖値上昇を抑えないのです。それから、特に血糖降下剤を服用している人では、低血糖になる心配があります。

　先ほど言いましたように、肝臓に蓄えられている糖質の放出もあり、食前の運動はむしろ血糖値が上がったり下がったりで、不規則なカーブになることがわかりました。それに対して、食後三〇分から運動しますと、血糖値は確実に下がります。

　そして、先ほど言いましたインスリン以外のものが関与する血糖の取り込みによって、運動をやめたあとも糖の吸収が続き、血糖値は下がり続けるのです。二時間値を一四〇ミリグラム以下にするのは難しくありません。

　運動の内容として、食後三〇分走るのと歩くのではどちらがいいかということも調べましたが、歩くだけで十分だということがわかりました。つまり、あえて走るという激しい運動をすると、その分肝臓のグリコーゲンの分解が増えて、逆に血糖値が上がるのです。ですから、普通の場合は、食後に三〇分程歩くのが血糖コントロールに一番いいというのが、私の体験から来た結論です。

第5章　区別が必要な「高血糖症」と「糖尿病」

■糖尿病の診断基準と問題点

私は、単に血糖値が高いだけで、まだ合併症やそのほかの具体的な症状が出ていない場合と、高血糖が続いたために合併症などの症状が出た場合と、病名を分けて考える必要があるのではないかと考えています。

つまり、前者の場合は血糖値が高めなだけの「高血糖症」であり、進行して病気になった場合に、はじめて「糖尿病」という病名をつけるのが妥当なのではないかと思うのです。そのことについて、少し考えてみたいと思います。

糖尿病は、かつては不治の病で怖い病気だったのですが、インスリンの発見によって助かる病に劇的に変化しました。しかし、合併症を考えるとやはり依然として怖い病気であることに間違いないのです。

では、現在どれくらいの血糖値だと「糖尿病」と診断されるのでしょうか。検査方法にはいくつかの方法があります。

もっとも一般的なのは、朝の空腹時血糖値を測ることです。血液一〇〇ミリリットルあたり一一〇ミリグラム未満が正常、一二六ミリグラム以上は糖尿病、一一〇から一二五は境界型糖尿病とされます。境界型は、糖尿病予備軍とも呼ばれています。

もうひとつは七五グラムのブドウ糖を飲んで、二時間後の血糖値を測る方法です。正常な人は一四〇ミリグラム未満、二〇〇ミリグラム以上は糖尿病とされます。一四〇から一九九ミリグラムの人は境界型とされます。この異常を耐糖能異常といいます。

この基準は健康な人、糖尿病の人の血糖値の分布を基に決められたものです。しかし、糖尿病といっても、まだ症状の現れていない人は、将来の合併症などのリスクの可能性にもとづいて診断されるわけです。これらの基準は、大勢の人を追跡調査するコホート研究という方法で疫学的に得られました。しかし、個体差や血糖値には変動がありますから、厳密な線引きはできないはずなのです。

一九九九年四月までは、糖尿病の定義として空腹時血糖値が一四〇ミリグラム以上という基準が使われていました。さきほどのＧＩ値の項で紹介した米国の研究も一四〇ミリグラムになった人を糖尿病としています。

ところが、一九九九年五月に、一二六ミリグラム以上を糖尿病にするというように基準が引き下げられたのです。この定義の変更によって糖尿病患者の数はいっきに増えました。

糖尿病予備軍と、血糖値一二六ミリグラムを超える糖尿病患者の数を足した数字が、日本

75g糖負荷試験判定基準

	空腹時		負荷後2時間	判定区分
血糖値（静脈血漿）	126mg/dℓ以上	または	200mg/dℓ以上	糖尿病型
	糖尿病型にも正常型にも属さないもの			境界型
	110mg/dℓ未満	かつ	140mg/dℓ未満	正常型

注）正常型であっても1時間血糖値が180mg/dℓ以上の場合は、糖尿病型に移行する率が高いので境界型に準じた扱いとする。

［糖尿病治療ガイド2002-2003より改変］

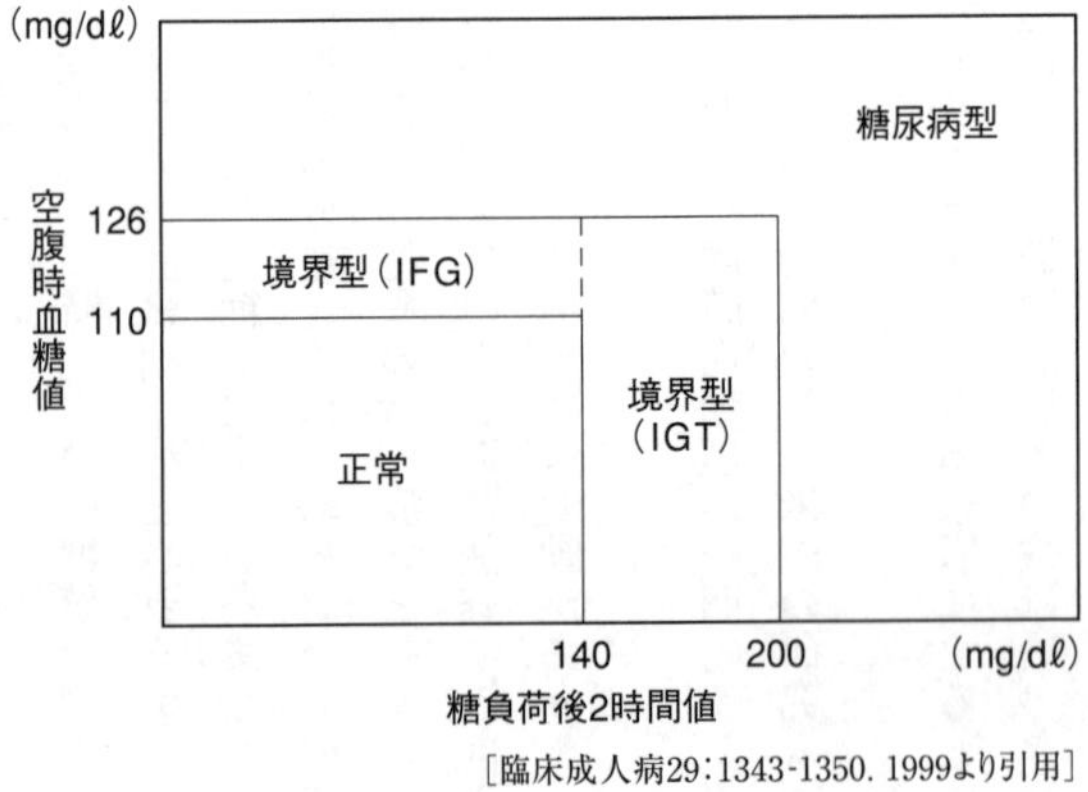

［臨床成人病29：1343-1350. 1999より引用］

図4　糖尿病型、境界型および正常型判定区分
（IFG：空腹時血糖異常　IGT：耐糖能異常）

では何と一六〇〇万人以上いると推定されています。血糖値は糖尿病の合併症のリスクとよく関連しているので、できるだけ正常範囲を低めに設定してリスクのある人を発見しよう、という考えです。早めに治療を開始した方が合併症を抑えられるという考え方です。しかし、これには疫学的にリードタイムバイアス（見かけ上の効果）である可能性があります。

もちろん、高血糖状態は合併症の危険を高める怖い症状であることは間違いないのです。では、どれくらいの血糖値からが本当に合併症の危険を高めるのでしょうか。

■何が何でも一二六以下に抑える必要があるのか

現在の糖尿病の診断基準の、一二六ミリグラムという値は、じつは欧米の糖尿病疫学研究をベースとしているのです。アメリカの糖尿病学会が、七ミリモル以上を糖尿病とみなすと決めたことに倣《なら》っただけなのです。七ミリモルをミリグラムに換算すると、ちょうど一二六ミリグラムになります。従来の基準は一四〇ミリグラムだったのですから、基準を変えただけで何百万人もの糖尿病患者が増えてしまうという「文藝春秋」での近藤誠医師の指摘にはもっともな点があります。

ところがそれが日本でも基準として採用されてからは、今や一二六ミリグラムという数値が一人歩きして、何が何でも一二六以下に血糖を抑えなければ、合併症の危険が目の前に迫っているように脅す医師もいるようです。しかし、一二六を少し超えたからといって、すぐに合併症を発症するというデータはありません。

もちろん、予防的な観点からは、一二六ミリグラム以上に危険ありということも間違いないでしょうが、一二六を少し超えたからといって、ただちに薬物投与をすることはいかがなものかと思えます。薬を飲んだら本当に糖尿病は進まないのか、という疑問もあります。それは、合併症のリスクと、もう一方の薬の副作用のリスクを秤《はかり》にかけて考えるべきことなのです。

境界型糖尿病も空腹時血糖値と糖負荷試験の耐糖能異常の二グループに分けられます。日本では両者を区別していません。しかし最近の米国での研究によると、心筋梗塞《こうそく》のリスクは耐糖能異常者で糖尿病患者と同じリスクにあるのに対して、空腹時血糖による境界型糖尿病患者におけるリスクは認められなかったのです。これは血糖のみの問題ではなく、合併症として大血管障害の有無が関係しています。血圧が一三〇ミリグラム以下にコントロールされている患者ではリスクの上昇は認められなかったので、合併症がおきるリスクには血圧が関係しているといえます。

■糖尿病と確定診断された後の悩み

現在の診断基準では、二度の血糖値試験で糖尿病治療薬を処方してよいことになっています。これは、最初の検査で空腹時血糖値が一二六ミリグラム以上と出た場合、まず「糖尿病」の危険ありと指摘され、時間を置いた別の日にもう一度空腹時血糖値をはかり、やはり一二六以上が測定された場合です。

あるいはブドウ糖負荷試験というもうひとつの検査法をおこない、七五グラムのブドウ糖を飲んで、二時間後の値が二〇〇ミリグラム以上と出た場合は糖尿病と診断されます。

随意血糖、つまり食後でも、あるいは食後でなくても、いつでも都合の良いときに採血して血糖の値が二〇〇ミリグラム以上のものも糖尿病といわれます。

そのいずれかの検査を日を置いて二度おこない、どちらも診断基準の値を上回った場合「あなたは糖尿病です」と宣告され、合併症の危険があるという理由で治療薬が処方されます。

高い血糖値をとりあえずインスリンで下げて膵臓《すいぞう》を休ませよう、という説明があるかもしれません。インフォームドコンセントで「どの治療法を選びますか」と言われ、もっとも悩むのが、この確定診断の後だと思います。

私の場合、空腹時血糖値が三〇〇ミリグラム近い、かなり高い値で発見されました。それでも薬を飲まずに食事と運動だけで血糖値コントロールをおこない、一〇年になりました。なんら副作用のことを悩まずに血糖値コントロールに成功しているのです。

私の体験から考えると、「高血糖」は、発見されたときに基準値を多少オーバーしているくらいの値であれば、それほど緊急を要する問題ではないと思います。

たいていの患者は、医師の前に現れるまでに高血糖の状態で数年の経過期間があるはずです。もちろん合併症を伴った重症の糖尿病は別ですが、検査で高血糖が発見されたくらいでは、すぐに薬でどうこうしなければならないほどの緊急事態ではないはずです。

つまりそれが、本格的な「糖尿病」と、検査で高血糖あるいは耐糖能異常が発見されただけで、まだ身体症状や自覚症状がない「高血糖症」の違いだと思うのです。

それは、ちょうど「高血圧症」の場合と似ています。高血圧も、心筋梗塞や脳出血など多くの生活習慣病のリスクファクターになりますが、しかし、だからといって高血圧だけで、すぐに命に関わる重大な問題が発生するということはありません。

しかも軽度の高血圧なら、薬に頼らず、減塩食や適度の運動で正常範囲にもどすこともできます。「高血糖症」もそれと同じです。

現に私は糖尿病が発見されたとき、一四〇ミリ以上の高血圧でしたが、現在は定期的運動で肥満解消、そして収縮期血圧一二〇ミリ以下、拡張期血圧が七五ミリと、まったく健康人と同じ状態に下がっています。

■高血糖と合併症

「高血糖症」が発見されたときに、多くの医師はすぐにも合併症が始まるかのような危険を指摘して、二度の検査で「糖尿病」を宣告し、目標の数値まで血糖値を下げるように薬を処方する場合が多いようです。しかし、合併症のリスクは直線的に上がるものではありません。

いままでに一〇〇〇人以上の糖尿病患者を追跡した臨床疫学研究がいくつかあります。それによると、合併症のリスクはヘモグロビンＡ１ｃが九パーセントぐらいから急激に上がります。ヘモグロビンＡ１ｃが六パーセント台なら、ほとんど合併症のリスクはなく、七パーセント台でも数パーセントの増加でしょう。

そのことを考えても、それほどすぐに薬に頼ってよいかどうかは大いに疑問なのです。あとで詳しく述べますが、糖尿病の薬にも副作用があり、そのリスクも考えるべきだからです。

しかし、高血糖を放っておくと怖いことも事実です。それは、高血圧を放っておくと、やはり大きな病気のリスクファクターになることと同じです。

健康診断で「血糖値が高めです」といわれたとき、一番怖いのは、「医師は合併症が危険というが、まあ今のところ具合の悪い症状もないし、とりあえず放っておこう」と思って、そのままずるずると生活習慣を変えないことです。

しばらくは大丈夫でしょうが、三年、四年、五年とたつと、次第に膵臓が弱って本格的な糖尿病に移行するでしょう。

国民栄養調査と一緒におこなわれた糖尿病実態調査では、約六〇〇〇人を調査していますが、半分の人が高血糖を指摘されながら診療を受けていないのです。何もしないというのは非常に危険なことです。

尿糖は、血糖が二〇〇ミリグラムを超えないとテステープでプラスになるような糖は出ないのですから、糖尿病という診断名自体が妥当な名前ではなくなっています。

疾患概念として「高血糖症」を定着させ、それで合併症を伴った真の「糖尿病」に発展させない対策を講じることが大事です。高血糖が指摘されて五年もたって、視力障害や歩行困難があらわれてから受診する人が大勢いるのは問題です。

そうならないためにも、「高血糖症」の段階で、食事と運動による生活習慣の改善に取り組むことが最善の方法と思います。

■合併症が下げる生活のクオリティ

糖尿病で死ななくなったとはいえ、現代でも合併症は大変な問題です。病院で薬物療法を勧めるのは、合併症を予防するためです。

糖尿病の合併症には、おもにふたつのタイプがあります。ひとつは細い血管にくる病変で、もうひとつは太い血管にくる病変です。

血糖値が高めであると、血液中の糖化たんぱく質が細い血管の壁内に沈着して弾力性を失わせ、徐々にその機能を駄目にしてしまうのです。特に細い毛細血管が集中している大事な臓器が、目の網膜と腎臓《じんぞう》です。

糖尿病性の網膜症は細い血管にくる病変の中で、代表的なものです。成人以降に失明する人のじつに多くが、現代でも糖尿病性の網膜症から失明しています。日本では糖尿病が原因の失明は毎年三〇〇〇人にのぼるといわれています。網膜の毛細血管に微小血管瘤《りゅう》ができて、眼底出血や網膜剥離の原因となります。

初期の単純網膜症は毛細血管瘤や小さな点状出血程度で、自覚症状はありません。中期の前増殖網膜症になると、線状出血や網膜最小血管異常がみられるようになります。後期の増殖網膜症になると硝子体《ガラス》出血が起き、飛蚊症《ひぶんしよう》や赤いカーテンがかかったように見え、やがて失明します。

また白内障や緑内障にかかるリスクも高くなります。単純網膜症が発症するまでに五年から一〇年かかります。血糖値のコントロールが悪いとき、単純網膜症から前増殖網膜症には二〜三年で進行し、さらに一〜二年で増殖網膜症へ進展します。前増殖期には光凝固療法が適応されます。

成人してからの失明は、点字を習うのも大変で外出もできなくなり、生活の質は想像できないほど悪くなります。

■糖尿病性腎症は腎透析の大きな原因

腎臓にくる病変は、腎臓の糸球体という血液の濾過《ろか》装置を詰まらせて、それがうまく機能しなくなることから生じます。糸球体血管壁は篩《ふるい》のようにメッシュ構造になっていて、一日に一〇〇リットル以上の原尿をつくりますが、糖化たんぱく質が沈着してくると目詰まりを起こします。体の不純物を濾過することができなくなり、悪化すると尿毒症になり、人工透析を受けなければならなくなります。人工透析も五年ほどたつと機能が悪くなり、腎移植に頼らねばならなくなります。せっかく腎移植をしても、免疫による拒絶反応と一生闘わねばなりません。五年間無事に生着している割合は半分程度です。

二〇〇二年現在で人工透析を受けている患者さんのじつに二八パーセント、六万一〇〇〇人が、糖尿病による腎症で人工透析を受けています。腎不全であらたに透析をうけるようになった患者数三万三〇〇〇人のうち、糖尿病に由来するものは三九パーセント、一万三〇〇〇人であり、年々増えている状態です。

この場合も、悪い血糖コントロール、高血圧、尿路系感染症がリスクとなります。腎症にはさまざまな段階があり、腎症前期、早期腎症、顕性腎症、腎不全期、透析療法期と、一期から五期までに分けられています。一期は何の症状もありません。二期になると微量アルブミン尿が発見でき、三期にはあきらかなたんぱく尿、高血圧を伴います。

■動脈硬化で高まる突然死のリスク

太い血管にくる病変の代表的なものが動脈硬化です。そして、太い血管の動脈硬化が引き起こす心筋梗塞や脳出血など、突然死の可能性も高まることになります。大血管疾患は、高血糖よりも血圧が関係しているといわれていますが、ブドウ糖負荷後二時間の血糖値が一四〇から二〇〇ミリグラムの耐糖能異常者でもリスクが高まるといわれています。空腹時血糖値が一一〇から一二六の境界型ではリスクが上がっていません。リスクを下げるには高血糖の血糖値コントロールのほかに、収縮期血圧を一三〇ミリ以下に保つことが必要になります。

またそのほか、高血糖が続くと神経細胞にソルビトールという糖が溜《た》まるため、神経が麻《ま》痺《ひ》して、手足のしびれを起こしますし、末梢《まっしょう》の血液の循環が悪くなることから手足の壊疽《えそ》を起こします。壊疽を起こして足指の切断に至ると生活のクオリティが大幅に落ちることになります。下腿切除になると歩くこともままならなくなります。神経障害と循環障害があいまってインポテンツの症状が出ることもあります。

また、高血糖が続くと、免疫能力が落ち、感染症にかかりやすくなります。私は以前は頑固なミズムシがあったのですが、血糖が下がり、肥満が解消されると自然に治ってしまいました。糖尿病患者は歯周炎などにもなりやすく、抵抗力が弱いため、死因として肺炎などの感染症がかなりあります。

■合併症を予防する食事と運動療法

合併症の予防には血糖値のコントロールとともに、血圧のコントロールが大事で、むしろ合併症のリスクを下げるには血圧の方が重要という研究を紹介します。

イギリスの大規模な臨床試験、ＵＫＰＤＳ38という研究報告では、糖尿病患者を薬剤により血糖を厳重に管理するグループと、血圧を管理するグループに分けて、平均九年間の観察をおこないました。

収縮期と拡張期血圧は九年後の状態で、積極的に治療しなかった対照群の収縮期血圧一五四ミリ、拡張期血圧八七ミリの患者に比べ、降圧剤で治療した方では一四四ミリと八二ミリに落とすことができたのです。

そして九年間の合併症リスクをみると、血圧管理をした方が死亡は三二パーセント減り、狭心症は四四パーセント、網膜症は三七パーセントも減ったのです。

また、血糖コントロールをおこなった方では何らかの合併症の低下は一二パーセント、網膜症を含む微小血管病変は二五パーセント減でしたから、重要なのは血圧コントロールだということがわかります。ですから、そのような指導もじつは必要なのです。

一定基準以上の高血糖症、高血圧症は、さまざまな合併症を発症する危険が増すので、それを予防するためにも、ヘモグロビンA1cを七パーセント以下に、収縮期血圧を一三〇ミリ以下に保つ必要があります。この両方を長期にわたって達成するためには、「食事と運動療法」以外に道はありません。

日本人の死因をみると第一位はがん、二番目が心筋梗塞です。あとは、脳出血がありますし、糖尿病もジワジワ増えてきています。そのような疾患は、昔はそれぞれ別個の病気だと考えられていました。

私は日本病理学会の『日本病理剖検輯報《しゅうほう》』の編集長を六年間務めていました。これは全国の大学・病院で行われる病理解剖を集録したデータベースであり、いままでに三〇万体以上、糖尿病だけでも一万五〇〇〇体の登録があります。

その死因をみると、やはり心筋梗塞や脳卒中といった大血管障害が多く、ついで腎不全や感染症がつづきます。糖尿病患者は平均一〇年寿命が短いといわれています。しかし、血糖値コントロールのよい人は天寿を全うする人がいくらでもいます。

第6章　メタボリックシンドロームとしての糖尿病

■高血糖症、高血圧症、高脂血症の根はひとつ

前章で、「高血糖症」と「糖尿病」の診断名を分けた方がよいと提案したのですが、ここにややこしい病名が現れてきました。それは「代謝異常症候群・メタボリックシンドローム」というものです。

私が糖尿病と診断された時、肥満と高脂血症があり、血圧も高く、筋肉崩壊と微量のたんぱく尿もあって、合併症を伴った典型的な糖尿病でした。

2型糖尿病になる人は、その前に何年も肥満があるなど、特に肥満のリスクが指摘されています。場合によっては、高血圧が先に指摘される場合もあります。私の場合も、血糖が高いのと同時に肥満があり、血圧も少し高く、特に血中脂質が高かったわけです。最近、これらの病気の根っこは共通なのではないかという考えが出てきました。それが、メタボリックシンドロームという病名です。

日本では、大阪大学医学部の松澤佑次教授が、そのような病態を「内臓肥満症候群」と命名していました。「それらの病態に共通する原因として、腹腔《ふくこう》内の腸間膜や内臓周囲に脂肪がつくのが問題」と言っています。つまり、お腹がたる型の状態になり、内臓脂肪の溜まる

ことが代謝を狂わせるそもそもの原因だと指摘しているのです。

松澤教授の定義では、症状として①内臓に脂肪がいっぱい蓄積する、②耐糖能異常（高血糖症）がある、③高トリグリセリド血症（中性脂肪の値が高い）がある、④ＨＤＬコレステロール（善玉コレステロールの値）が低い、⑤高血圧がある、というような状態を内臓肥満症候群と名付けたのです。

また、アメリカのカプランという学者は同じような考えに基づいて、①上半身肥満、②耐糖能異常、③高トリグリセリド血症、④高血圧症などの症状が重複している場合を「死の四重奏」と名付けました。どちらにも、耐糖能異常（高血糖症）と肥満があり、それがキーワードとなっています。

また、レーベンという学者は、同じような症状を「シンドロームＸ」と名付けました。レーベンの場合は、①耐糖能異常、②インスリン抵抗性、③高インスリン血症、④ＶＬＤＬというう中性脂肪のリポタンパクが高い、⑤ＨＤＬコレステロールが低い、⑥高血圧、というような病態を挙げています。そのような病態のうち、三つか四つのものが当てはまる場合に、シンドロームＸと呼ぼうと提案したのです。

また、フロンゾという学者は、同じような病態を「インスリン抵抗性症候群」と呼びました。この人の場合は2型糖尿病をその中に入れて、正常な代謝能力が狂う原因として高インスリン血症があると指摘しました。そして、高インスリン血症の原因として、①肥満、②動脈硬化性の脳血管疾患、③脂質代謝異常、④高血圧症があると言ったのです。

WHO（世界保健機構）はこの混乱した状態を収束させようと「メタボリックシンドローム」という病名を提案しました。これは代謝異常症候群と訳されています。診断には脂質代謝異常と糖代謝異常、血圧異常および内臓肥満の四つのうち三つ以上あれば、メタボリックシンドロームと呼ぼうということになってきています。

近代の医学はひたすら専門分化し、細分化してきました。病気をみて人を診《み》ず、とはしばしば言われたことです。メタボリックシンドロームは、個々の病気は独立した病気ではなく、体の中にある種の代謝異常が生じるために、いろいろな形で病気がそこから発生してくるという考え方です。このような病気にはホリスティックメディシン（全人医療）的な対応が必要です。そしてそのキーになるのが、インスリンがうまく働かないインスリン抵抗性という症状である、とわかってきました。

■インスリン抵抗性と高インスリン血症

では、そのキーになるインスリン抵抗性とは何かというと、膵臓《すいぞう》からインスリンはある程度正常に分泌されているのですが、なぜか細胞膜でインスリンをキャッチするインスリンレセプター（インスリン受容体）の感度が鈍っていて、インスリンがあってもそれがうまく利用されないのです。それがインスリン抵抗性と呼ばれる症状で、近年急激に増えている糖尿病の大きな原因のひとつと考えられています。

なぜインスリンレセプターの感受性が鈍ってしまうのかは定かではないのですが、いずれにしろそのために、血糖値が下がらず、高血糖、高インスリン血症の状態になり、それがメタボリックシンドロームを引き起こす元になると多くの学説が主張しています。

インスリン抵抗性が増すと、膵臓はインスリンが足りないのかと勘違いして、より多くのインスリンを分泌し、結果的に膵臓のランゲルハンス島ベータ細胞の疲労を招くわけです。それが糖尿病の引き金になります。また、インスリンは食欲を増大させる方向に作用しますから、血液中に利用されないインスリンがあふれると、食欲が増して肥満につながるという問題もあります。

■内臓肥満がおこすインスリン抵抗性

そして、インスリン抵抗性の元に内臓型の肥満が関係しています。日本人は白人にくらべるとインスリンの量が半分ほどしかなく、それだけ血糖が細胞に利用されにくく、肥満になりやすい体質なのです。

人間には三万数千の遺伝子がありますが、四〇種以上もの遺伝子が太る能力、つまり、エネルギーを貯め込む能力に関係しています。人類の歴史は九九・九パーセントが飢餓との闘いだったのです。

脂肪が増えると脂肪細胞はレプチンというホルモンを出し、脳の視床下部の満腹中枢を刺激して食欲を低下させ、消費エネルギーを増やします。

ところが、太るとレプチンは増えますが、満腹中枢とは反応しなくなり、肝臓や血管に働いて非アルコール性脂肪肝炎や動脈硬化を促進させます。

脂肪細胞はレプチンの他にも、アディポネクチンや腫瘍《しゅよう》壊死因子など、一〇種以上の生理機能をもつアディポサイトカインを分泌しています。現在では脂肪組織を、ほとんど内分泌臓器と考えている人もいるほどです。

肥満はどれぐらいから肥満と呼ぶのでしょうか。日本肥満学会が目安を出しています。日本人の場合、一九九九年のガイドラインでは、BMIが二五以上で、ウェストの周囲が男性で八五センチ以上、女性で九〇センチ以上を内臓肥満といっています。BMIとは体重（キログラム）を身長（メートル）の二乗で割ったもの、例として身長一・六メートル、体重六〇キロなら、BMIは六〇割る一・六の二乗で二三・四となります。わかりやすく言うと男性の場合で、ベルトを買い替えなければ駄目になってきて、八五センチ以上のズボンでないと窮屈で入らないというのは、少し要注意ということになります。

日本ではBMIが二五から三〇を肥満度1、三〇から三五を肥満度2、三五から四〇を肥満度3、四〇以上を肥満度4としていますが、WHOではひとつずつ基準が甘く、BMIが二五から三〇は肥満前段階としています。米国では、BMI三〇以上が男女共三〇パーセント近いのに、日本では数パーセントしかいません。ちょうどワンランク低い状態です。

糖尿病患者の肥満度をみると、日本糖尿病合併症研究によると、普通の日本人の平均のBMIは二二・七であるのに対して、糖尿病の患者は二三・一となっていて、それほど太っているとはいえません。

一方、イギリス人は一般人の平均が二四・五に対し、糖尿病の人は二九なので、相当太ってから糖尿病になるということになります。この差が、血糖を有効に活用するモンゴロイドと欧米人の遺伝子の違いなのです。

メタボリックシンドロームは、そのように肥満が基礎にあり、高脂血症や高血圧、あるいは高血糖の症状として表れます。

そしてそれらが、メタボリックシンドロームという大枠の中でのできごとだということがわかれば、基本的な食事療法、運動療法が個別の治療に先行するべきだと理解されるでしょう。この部分の是正がなければ糖尿病をコントロールすることはできません。

個別の症状に対する治療法、例えば中性脂肪が高いとか、LDL（悪玉コレステロール）が高いから高脂血症薬を与える、血圧が高いからといって血圧降下剤を使う薬物療法は問題が多いと思います。

そうすると、三種類も四種類もの薬を同時に飲まなければなりません。一種類の薬でも副作用の問題があるのですから、何種類もの薬を同時に飲んだときの副作用は、複雑なものになるでしょう。なにより投薬で一時的に検査値がよくなったり症状が軽減すると、患者自身の生活習慣を変えねば、という動機が消えてしまいます。

結局、メタボリックシンドロームをコントロールすることで、今まで境界型糖尿病といわれていた人たちが、食事と運動ですべての数値を正常領域まで戻すこと、それが一番理想的ということになります。

■急増する糖尿病のリスクに環境の影響

しかしそれにしても現在、世界的な問題になっているインスリン抵抗性はなぜこのように増え、糖尿病患者、糖尿病予備軍の数を増やし続けているのかということが大きな問題です。最近の遺伝子研究から、糖尿病に関連する多数の遺伝子多型が発見されています。しかし、まだはっきり結論は出ていません。遺伝子多型というのは、一〜二個のＤＮＡの塩基が入れかわっていることです。そのために、遺伝子のつくるたんぱく質の性格が変わり、特定の病気になりやすくなることが発見されています。遺伝子多型は糖尿病へのなりやすさ、という素因の問題ですから昔も今も同じはずであり、最近の急増の説明には不十分です。

日本人の場合、戦後の食生活の急激な変化、つまり肉食や、油脂類の大量消費が、正常な代謝能力の限界を超えてしまったと考えられます。日本人は長い歴史の中で、江戸時代の終わりまで、基本的には肉食をしませんでした。明治になっても基本的にはそう変わらず、穀物、野菜、海藻類、豆類などを中心にした食生活を送ってきました。ところが戦後、急激に肉食が増え、油脂類の大量消費の時代に突入しました。そのことが体に何らかの代謝異常を引き起こしているのではないかと考えられます。

また、車社会が進み便利になったための運動不足、ストレスの多い生活、過食なども原因のひとつとして挙げられています。そのあたりの食生活の見直し、運動習慣の見直しがまず必要になってくると思います。

しかし、じつはそれだけではなく、環境問題も複雑に絡んでいることが最近明らかになりました。

■ダイオキシン汚染が糖尿病の原因のひとつに

私は、疫学的に糖尿病の原因をいろいろと調べています。一九九八年から六年間、厚生労働省の研究班で、ダイオキシンの曝露《ばくろ》と健康影響に関する研究をしているうちに驚くべき結果を得ました。

その調査では、岩手、秋田から沖縄まで全国一七地区で中年男女ほぼ同数の七五〇人に参加してもらったのですが、体内の蓄積ダイオキシン濃度が高いグループほど糖尿病に罹患《りかん》していた人が多かったのです。

体重一キログラムあたりの体内にあるダイオキシンの量を二・五ナノグラム以下、二・五

〜三・八、三・八〜五・三、五・三〜七・四、七・四以上の五グループに分けて検討しますと、二・五ナノグラム以下を一・〇としたリスク比は、それぞれ二・二、二・九、五・八、一一・四と曝露量に比例して高くなったのです。ナノグラムは一〇億分の一グラムですから、五〇メートルプールに一滴の水を加えたより少ない量です。

それを確認するために糖尿病患者と年齢や性、居住地域が同じところから健康な対照者を集め、症例対照研究という疫学的方法でリスクを検討しました。そうすると正常者、境界型患者、糖尿病患者と糖尿病の程度が上がるほど、ダイオキシン値が高かったのです。

ダイオキシン類のヒト曝露は脂肪一グラム当たりのピコグラムTEQという単位で表します。ダイオキシン類には異性体が多く、人への毒性はそれぞれ違うので、毒性を標準化してその合計で評価する仕組みです。

そうすると正常者は二一ピコグラムTEQ、境界型糖尿病は三〇ピコグラムTEQ、糖尿病患者は三三ピコグラムTEQでした。

体内のダイオキシン貯留が、そのまま糖尿病のリスクになっていることがわかったのです。ダイオキシンの中でも特にPCBが溜まっている人ほど糖尿病になりやすいという結果になりました。

■ベトナム戦争退役軍人の糖尿病

同時期に、米国でも同じような結果が発表されました。米国の研究は、ベトナム戦争当時、大量に撒《ま》かれた枯葉剤の影響が退役軍人にどのように及んでいるかを追跡調査した結果から出てきました。ベトナム戦争当時、アメリカ軍はジャングルに大量の枯葉剤を撒いたのですが、その中に一〇パーセントぐらい、2・3・7・8-TCDDというもっとも毒性の高いダイオキシンが混じっていたのです。これはフグ毒やサリンより毒性が高いといわれています。

枯葉剤は空港で飛行機に積み込み、上空から絨緞《じゅうたん》爆撃のようにジャングルに撒きますが、じつに皮肉なことに、毎日飛行場でそれを積み込んでいた兵士や、飛行機から撒いた兵士に、多くのダイオキシン曝露が起きたのです。

このことは米国で大きな社会問題になり、退役軍人の健康状態を一〇年間かけて調査しフォローアップするという法案が、一九九二年にアメリカ議会を通過しました。追跡調査した結果、低濃度曝露者でも、ダイオキシンに曝露しているグループの方が、糖尿病のリスクがより高いことが確認されたのです。

私たちと米国のミカレック博士は二〇〇二年に、バルセロナで開かれた国際ダイオキシン学会でこの結果を同時に発表しました。日本のデータは一般住民の血液中のすべての異性体を測定した結果であり、米国のは2・3・7・8－TCDDのみを測定したデータです。二・八ピコグラムTEQ以下のグループのリスクを一・〇とすると、五・七ピコグラム以上のグループは二・七倍のリスクです。曝露レベルも日本は平均二〇ピコグラム程度の低曝露で、米国の曝露より低い状態です。米国の研究では他の異性体やPCBを測っていないので、それらをすべて測定すればもっと関係ははっきりしてくるかもしれません。

私たちの調査では、体内のPCB残留濃度が一〇倍ぐらいになると、七パーセント程度糖尿病を発症する確率が高くなるという結果です。ハーバード大学で保存してあった母乳のPCBを測定し、子供の糖尿病発症との関係を調べた研究では、一ミリリットルあたり二・五ナノグラム以下のグループに対し、五ナノグラム以上のグループでは糖尿病のリスクが五・一倍にもなりました。

■見直されるPCBの危険性

それがなぜ起こるのかという原因はまだわからないのですが、直接インスリンレセプターにダイオキシンが結合して、インスリンを働けなくするという説も出されています。ＰＣＢはかなり大量に体内に蓄積していますから、細胞膜に溶け込んだＰＣＢがさまざまなレセプターの働きを阻害していることは十分ありそうなことです。

一九七〇年代はＰＣＢ汚染が今より深刻でした。最盛期は一万五〇〇〇トンも生産され、一九七四年に製造が禁止されるまでに六万トン近く生産されたのです。環境汚染が問題になったのもこの頃です。

ＰＣＢは絶縁体としてすぐれた性質があり、電機業界で大半が使われていました。一番優秀な絶縁体のオイルだったのです。当時、七〇年代ごろにはＰＣＢの規制がなく、変電装置や、発電装置のトランスオイルとして利用されていました。小さいものだと、蛍光灯のトランスにもＰＣＢが使われていたほどです。また熱媒体やノンカーボン紙にも広く使われていました。ですから、現在出ている症状は、その当時の環境汚染問題が反映されているという考え方もできます。

一九七二年にＰＣＢの使用は禁止されましたが、それでもかつて使われたＰＣＢが自然界にかなり大量にあふれてしまいました。だいたい、五万トンぐらい残っていると考えられています。

ＰＣＢの怖さは、カネミ油症と台湾油症というふたつの事件で明らかにされました。カネミ油は米ぬか油なのですが、その製造過程で、脱臭プロセスに用いる熱媒体としてＰＣＢを使っていました。そして、冷却管に小さな穴が開いていたために、ＰＣＢがそこから油に紛れ込んでしまったのです。そして、そのカネミ油を購入して食べた人が、カネミ油症になってしまいました。その頃大きな話題となったのは、赤ん坊が真っ黒になって生まれるブラックベビーです。また皮膚に塩素座瘡《ざそう》や治りにくいニキビがいっぱいできたり、頭痛のような不定愁訴も多く、今でも約二〇〇〇人が後遺症で悩んでいます。

ＰＣＢの環境汚染の危険性が認知され、一般に使用が禁止されてから、ＰＣＢは隔離した保管倉庫におくことが義務づけられました。それを少しずつ燃やして処理することになっているのです。三〇年たってやっと処理工場の建設が始まりました。全国で五ヶ所作ることになっており、二〇〇四年には北九州で操業が始まる予定です。

ＰＣＢを完璧《かんぺき》に保管しているところはほとんどないのが現状ですから、漏れているところは漏れっぱなしという危険があります。それが自然界に流出し、環境汚染を通じて、人間に取り込まれている可能性は捨てきれないのです。

私の場合、家系に糖尿病患者は一人もいなかったわけですから、遺伝的に膵臓が弱いということは考えられません。もちろん食べ過ぎ、運動不足があったにせよ、それだけではない原因があったかもしれないと思います。

つまり、ひとつの病気を取ってみても、現代ではいろいろな環境物質が絡んでいる可能性があるといえるわけです。環境と人間との関わりは、今まではせいぜい公害病くらいしか研究されてきませんでしたが、予想以上にもっとあるのではないかと思います。

大勢の人を対象におこなった調査で、糖尿病とダイオキシン、中でもPCBの関係が明らかになりましたし、そのほかのがんや、花粉症やアトピーなどのアレルギー症状、あるいは高血圧や痴呆《ちほう》などにも、環境汚染因子が絡んでいる可能性が指摘されています。今後の研究を進める必要があるでしょう。それは体全体の病として現れるもので、現代の最大の問題になっているメタボリックシンドローム（代謝異常症候群）の問題にも繋《つな》がっているように思います。

第7章　糖尿病薬の作用と副作用

■血糖降下剤の作用と副作用

病院で治療に使われる糖尿病の薬にはどういう作用があり、どういう副作用があるのでしょうか。高血糖といわれたとき、どういう薬が処方されるかといいますと、まず糖質の吸収阻害剤か尿素剤が使われます。

腸からの糖質の吸収を阻害する薬は「αグルコシダーゼ阻害剤」と呼ばれています。食べ物を食べると、デンプンは単糖にまで分解され、小腸で吸収されます。この単糖への分解にαグルコシダーゼという酵素が関わっていて、糖の長く繋《つな》がった鎖を切って、短い一個のブドウ糖にして吸収しやすくしています。αグルコシダーゼ阻害剤は、小腸粘膜に局在する二糖類の分解酵素の作用を阻害して、ブドウ糖の吸収を抑える働きをします。

αグルコシダーゼ阻害剤には、「アカルボース」や「ボグリボース」という薬があり、通常の投与量ではほとんど体内には吸収されず、腸内で作用した後、糞《ふん》として排泄《はいせつ》されます。しかし、酵素の働きは人間の生命活動の根幹を担っていますから、それを阻害することによる副作用が懸念されます。

分解しきれなかったオリゴ糖は、腸内に一〇〇兆以上いる腸内細菌の餌になり、お腹が張る、グルグル鳴るといった軽い症状がでます。放屁《ほうひ》や下痢、便秘などの症状がでることもあります。

αグルコシダーゼ阻害剤の重大な副作用は低血糖症状であり、腸閉塞《へいそく》様症状や肝機能障害を起こすことがあります。肝硬変があると、意識障害を伴う高アンモニア血症をきたすこともあります。

■弱った膵臓《すいぞう》を鞭《むち》打つ尿素剤

もうひとつのポピュラーな薬に尿素剤があります。高血糖症の初期の段階で、αグルコシダーゼ阻害剤と並んで処方されることの多い薬です。

尿素剤は、「SU剤」「スルホニル尿素剤」などと呼ばれています。どのような働きをするかというと、膵臓のランゲルハンス島のベータ細胞を刺激して、インスリンの生産を高めます。

尿素剤の薬品名では「グリクラジド」「グリベンクラミド」「トルブタミド」はよく使われる薬で、ランゲルハンス島のベータ細胞を刺激してインスリンの分泌を高めます。インスリン分泌機能が残っている場合にのみ有効です。

しかし考えてみれば誰にでもわかることですが、高血糖症になったのは、膵臓が疲労してインスリンの分泌能力が落ちてしまったためです。つまり、弱っている膵臓にさらに鞭打つように働きかけて、インスリンの分泌を盛んにする薬が尿素剤なのです。効果が次第に減っていく場合を「二次無効」といっていますが、これはベータ細胞を疲弊させてしまった状態です。

多くの糖尿病患者が誤解している点ですが、血糖値を下げる飲み薬は、疲れた膵臓の機能を回復させるものではありません。そのような作用をする薬はないのです。

尿素剤は、むしろその反対に作用します。尿素剤を使い続けると、ほぼ数年のうちに膵臓の機能が完全に駄目になり、インスリン注射に移行する人が多いようです。つまり膵臓の弱ってしまったポンコツ車を無理して毎日高速フル回転で使い、とうとう壊してしまうようなことになります。

副作用としては、インスリン分解酵素活性の阻害や、インスリンたんぱく結合の解離や、グルカゴンの分泌抑制作用などが報告されています。さらに重大な副作用として低血糖や無顆粒球症があり、貧血や白血球減少症、肝障害やBUN、クレアチニン上昇もおきます。

注意しなければならないのは、消炎剤やβ遮断薬、抗生物質、高脂血症に使われるクロフィブラート、三環系抗うつ薬などさまざまな薬剤がこの薬の作用を強めることです。そのため、思わぬときに低血糖状態になることがあります。

最近、即効性のインスリン分泌促進剤が開発されましたが、やはり、膵臓に無理な負担をかけて、無理やりインスリンの分泌を促進することになります。長期の影響はまだわかっていません。

■肝臓機能を損なうビグアナイド剤

もうひとつよく使われるのは、肝臓からのブドウ糖の放出を抑える薬です。ビグアナイド系血糖降下剤と呼ばれます。薬品名として「塩酸メトホルミン」がよく使われる薬です。SU剤が効果不十分な場合、あるいは副作用等により使用ができない場合に使用します。膵臓の機能とは無関係に作用し、肝臓の糖新生を抑制し、解糖作用を刺激し、腸管からのブドウ糖吸収も抑制します。ブドウ糖は肝臓にグリコーゲンとして一時貯蔵され、必要に応じて血液中に放出されます。

また筋肉、脂肪へのブドウ糖取り込みも促進するなど膵臓以外に多様な作用があります。作用機序は不明でしたが、最近ＡＭＰキナーゼを活性化するからだと発見されました。これでは運動による効果を薬で得ようということになります。

この薬は、肝臓からのブドウ糖の放出を抑える薬ですが、副作用として低血糖を起こしやすいという問題点があります。それ以外にも肝細胞内のグリコーゲンを減らさないと、吸収されたブドウ糖は脂肪酸の方に合成されるようになり、中性脂肪が増えることになります。かえって脂肪肝などが増えないか心配です。

重大な副作用として血中乳酸値の上昇による乳酸アシドーシス、胃腸症状、倦怠感《けんたい》、筋肉痛、過呼吸、低血糖などがあり、肝機能異常からケトーシスや全身倦怠感、長期投与によるビタミンB12の吸収がわるくなったりします。

■臨床経験の少ないインスリン抵抗性改善薬

この薬は、インスリン抵抗性の増大に伴って最近開発された薬です。インスリンレセプターの感受性を上げる効果があるとされていますが、新しい薬ですので未知の副作用の心配もあります。現在でも肝臓障害が指摘されています。

インスリン抵抗性の程度は、空腹時血糖値と空腹時インスリン値を四〇五で割ったインスリン抵抗指数が指標とされます。この数値が高いほど抵抗性改善薬の適応となっています。

ビグアナイド剤

作用点は肝臓。肝臓で糖を作り出す働きと、消化管からの吸収を抑え、血糖値を下げる。
●おもに処方される場合＝やや肥満・初期・軽症。
●処方に適さない場合＝肝臓、腎臓、腸の機能に障害がある。
●副作用及び注意点＝消化器異常、乳酸アシドーシス。

インスリン抵抗性改善薬

作用点は筋肉などの末梢組織。インスリン抵抗性を改善して糖の取り込みを促進し、血糖値を下げる働きがある。
●おもに処方される場合＝太り気味。
●処方に適さない場合＝肝機能障害。
●副作用及び注意点＝肝機能障害・むくみ。

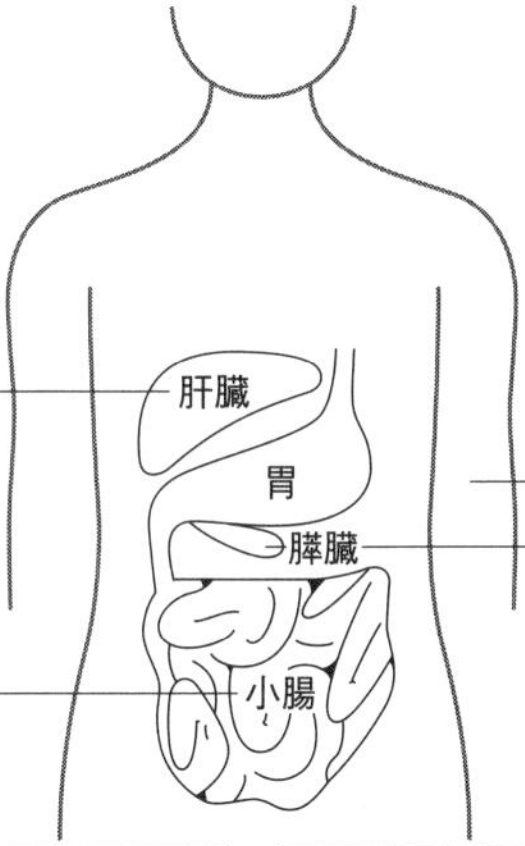

α-グルコシダーゼ阻害剤

作用点は小腸粘膜。酵素の働きを阻害して糖の吸収を遅らせ、食後の血糖値上昇を抑える働きがある。
●おもに処方される場合＝初期・軽症、食後血糖値だけが高い。
●処方に適さない場合＝胃腸に大きな問題がある場合。
●副作用及び注意点＝消化器異常（おなら、下痢、便秘など）、その他。

スルホニル尿素剤（SU剤）

作用点は膵臓。膵臓のランゲルハンス島ベータ細胞に働きかけ、インスリンの分泌を促進する。
●おもに処方される場合＝空腹時血糖値が高い。
●処方に適さない場合＝インスリンがまったく出ていない。
●副作用及び注意点＝低血糖、その他。

図5　血糖降下に使われる薬の特徴と作用点

インスリン抵抗性改善薬のピオグリタゾンは膵臓に対するインスリン分泌促進作用はなく、動物実験において糖取り込みや代謝を亢進《こうしん》させないで、肝細胞内への糖の取り込みを亢進させ、肝臓でのブドウ糖新生の抑制、ブドウ糖からグリコーゲンへの合成を促進します。筋肉や脂肪では、筋への糖の取り込みを促進し、嫌気的・好気的糖代謝の促進によりインスリン受容体機能を改善するとされます。

この薬剤は、核内受容体であるPPARγに結合することによってさまざまな遺伝子を活性化して、抵抗性を改善することが発見されました。脂肪細胞の分化に関連し、インスリン抵抗性の原因物質をつくる、大きい脂肪細胞にアポトーシス（自死）を起こして細胞死に導くことが注目されています。

しかし、本薬剤投与により重篤な劇症肝炎が起こり、早期に適切な処置をおこなわない場合、死亡に至ることがあります。黄疸《おうだん》が認められたらただちに投与を中止し、肝炎の治療をおこなう必要があります。また浮腫《ふしゅ》や体重増加も起こしやすいので、食事療法を厳密に併用する必要があります。

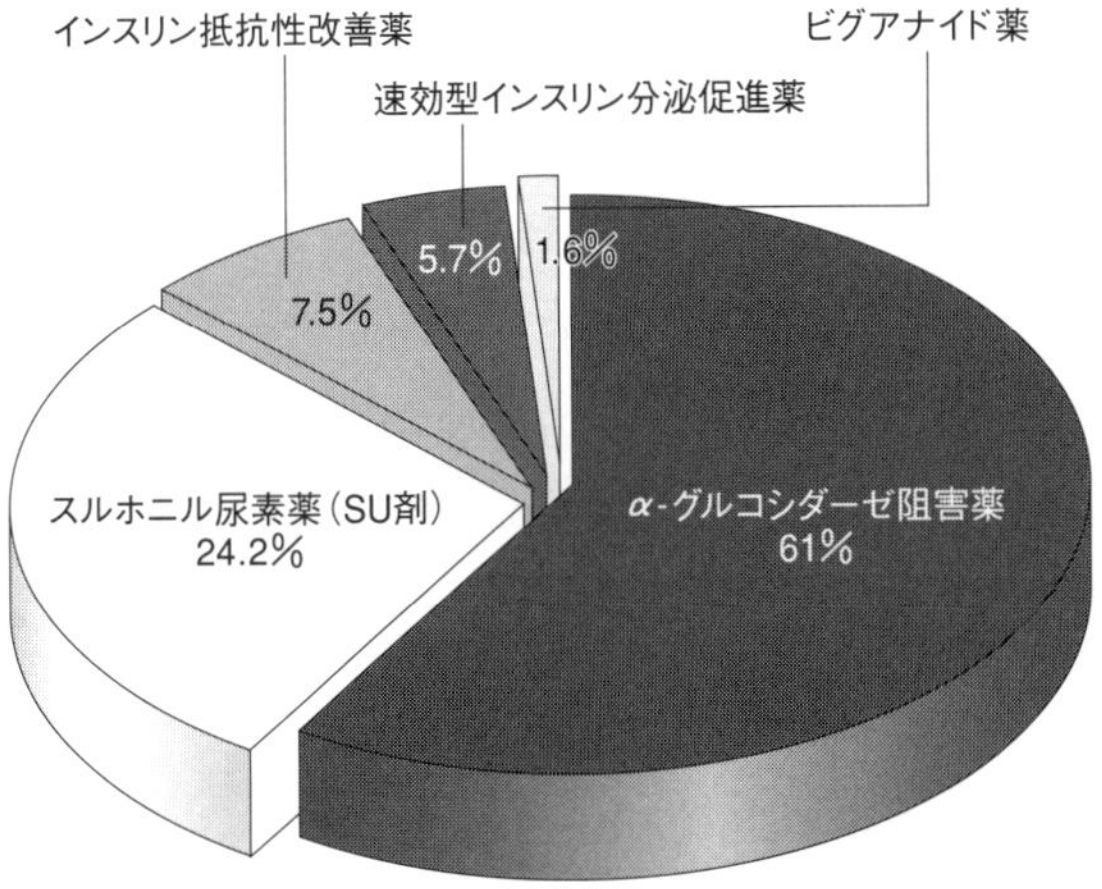

図6　糖尿病治療で使用される薬の割合

■恐い糖尿病治療薬による低血糖

このように、糖尿病の治療薬には副作用が多く、中には重篤な副作用を起こす例も多々報告されています。決して気楽に飲む薬ではないのです。飲み薬を処方された患者の側が、そのことを十分に認識しているかどうかが、これから問題にされるのではないでしょうか。特に最近は医療訴訟なども頻発しています。

もっとも基本的な糖尿病治療薬の問題点は、高血糖を抑えることを目的とするために、低血糖を引き起こしやすいことにあります。高血糖は八〇〇ミリグラムくらいになっても昏睡《こんすい》にはならないといわれていますが、低血糖は五〇を切ると低血糖性昏睡を起こし、危なくなります。ですから、薬を飲んでいる場合は、高血糖を抑えることと同時に、常に低血糖に気配りする必要があります。

薬を使う場合は、数種類の薬の中からいくつかを組み合わせて使う場合が多いようです。最初は一種類でも、やがてその薬が効かなくなると、次の薬が処方されるというように、いくつかの薬が併用されることが普通です。

人によって効く薬と効かない薬があり、いろいろ試してみて、血糖値を下げる薬を見つけるという方法です。しかし、そうまでして薬で血糖値を下げるのは何のためでしょうか。

もちろん、血糖値を下げるのは合併症のリスクを下げるためです。しかし、薬には膵臓機能を回復させる働きはありませんから、一時的には血糖値を低く抑えても、必ずまた、もっと重大な膵臓機能障害による高血糖の問題が再燃してきます。

つまり、膵臓の働きを刺激するSU剤は、膵臓のさらなる働きすぎを招き、とうとうポンコツ車を壊してしまうことになります。丁寧に乗ればまだまだ乗れるのに、短期間に高スピードで乱暴に走ると、残りの体力を使いきってしまうのです。そうなると、インスリン注射に頼るしかありません。他の薬にも副作用が多く、SU剤やαグリコシダーゼ阻害剤、ビグアナイド薬などとインスリンの併用が保険で認められていますが、実際の有効性については疫学的に証明されていません。

空腹時血糖値が二五〇ミリグラム以上、あるいは随時血糖値が三五〇ミリグラム以上となった2型糖尿病、重症の腎《じん》障害や肝障害があるときはインスリン治療が必要になるといわれます。しかし、増殖性網膜症のあるときは急速な血糖コントロールが網膜出血をきたすので、ゆっくりとヘモグロビンA1cを下げねばなりません。

インスリン注射は、血糖の上昇を予測して注射せねばならないので厄介です。インスリンは構造を変えることにより、速効型、中間型、持続型があります。量が多すぎると低血糖発作に見舞われる危険がいつもあります。最近開発された超速効型インスリンは食後血糖値の上昇は抑えるのですが、長期の平均値を表すヘモグロビンA1cは必ずしもよい値になりません。持続型インスリンはインスリンに脂肪酸を結合させて皮下での吸収を遅くし、長時間一定量のインスリンが放出されるため血糖値を全般的に下げる効果があるとされています。しかし人工的に高インスリン血症をつくっているようなものです。

皮下注射はわずらわしいとサボる人もいます。その代わりに皮膚への浸透やエアガンのように打ち込む方式、吸入式のものも開発されてきました。インスリンは方法や種類により作用が異なるので、専門医とよく相談して慣れる必要があります。

■薬では糖尿病の進行を防げない

糖尿病の治療としてまず普通は血糖降下剤が使われ、合併症の症状があれば高脂血症薬や血圧降下剤も使われます。しびれ等の神経症状があれば、エパルレスタットのようなアルドース還元酵素を特異的に阻害する薬が併用されるでしょう。

これは神経細胞内のソルビトールの蓄積を抑制することにより、糖尿病性末梢《まっしょう》神経障害の自覚症状や、運動神経伝導促進の低下などの神経機能異常を改善するとされますが、血小板減少や肝・腎機能障害、貧血などの副作用を起こすことがあります。

大勢の糖尿病患者のカルテを見ていますと、薬では糖尿病の進行を防げないことがはっきり見て取れます。ほんの一時的に、二年か三年は血糖値を下げますが、確実に膵臓は弱っていきます。

薬で血糖が下がるため、高血糖症あるいは糖尿病が治ったと思い、食事と運動療法を中断したり、おろそかにするようになる人がずいぶんいます。それほどのリスクがあるのに、一時的に血糖値を下げる必要があるのでしょうか。

私は、薬を全然飲んでいないので、薬の副作用について実際に経験したわけではないのですが、薬を飲んでいると、低血糖の問題など、いろいろやっかいなことが多いようです。命に関わる副作用もあります。薬を飲んで血糖値が五〇ミリグラム以下になりますと、ひどい寒気を感じ、震えがくるといった症状に続いて低血糖性の昏睡が起こります。

糖尿病のコントロールは合併症を防ぐことにあります。合併症を防ぐ試みは世界でもいくつかの臨床試験が行われています。英国の研究では血糖を下げる以上の効果が血圧を正常範囲にすることによって得られる、という結果でした。つまり、血圧が低い状態に保たれればまず合併症にはならない、と考えてよいでしょう。

私が糖尿病と診断されたときの血圧は一四〇ミリ以上の高血圧でした。今は一二〇ミリ以下で、拡張期血圧も七〇ミリ前後です。

ですから、糖尿病だといわれて、これから一生糖尿病と付き合っていこうという人は、ぜひ、まずは「食事と運動」による療法を試してみてほしいと思うのです。厚生労働省による糖尿病治療のガイドラインでも、「まず始めは、十分な食事と運動による指導があって、それでも改善が見られない場合に限り、薬を処方する」となっています。

ところが、読売新聞に記事が出たあと、いろいろな人が糖尿病について相談に来るようになったのですが、そのとき、「お医者さんに食事と運動の指導はされましたか」と聞いてみると、そんな指導はされたことがなく、いきなり薬を出されて、これを飲みなさいと言われたという人がほとんどでした。

考えてみると、全国に医師は二〇万人以上いても、糖尿病の専門医は三〇〇〇人しかいないので、大方の人は専門医でない医師の治療を受けていることになります。それで、十分な知識を与えられず適切な指導もされないままに、薬が処方されている場合が多いのではないかと私は思っています。

■一病息災の東洋的医学観

何でも薬で治そうというのは、西洋的な医学観であるような気がします。つまり善悪二元論に立って、病気は何でも悪だから、薬でもってそれを根こそぎ退治しよう、一〇〇パーセント治してしまおうという考え方です。それは実際、細菌退治などの感染症に対しては効果を発揮しました。また、インスリンの発見のように、それまで助ける手立てのなかった患者の命を救うことさえできるようになりました。しかし、抗生物質と耐性菌の出現はいたちごっこになっています。

私たちは西洋医学の力を信じてきたのですが、糖尿病や高血圧など、生活習慣が元となる病については、そのような西洋医学の考えでは、なかなか解決が難しいと思います。

そのような慢性病に関しては、私たち東洋人は「一病息災」の考え方を持っています。私は糖尿病を宣告される以前は、一病息災というのは病気を抱えて生きることだと、消極的なイメージを持っていたのですが、実際に高血糖と付き合う生活を送るうちに、この言葉にはもっと積極的な意味があると実感しました。

血糖値をコントロールする生活を送っているうちに、それまであった高血圧症や高脂血症といってよい数値がみるみる改善され、全身のダルさや疲れやすさ、肩こり、何となく気分の優れない感じなどの不定愁訴が全部きれいに治ってしまったからです。

つまり、一病息災というのは、病気を抱えて生きるマイナスのイメージではなく、ひとつの病を見つめて自分の体をいたわることで、生活習慣を改善し、より積極的な健康を将来にわたって手に入れるというプラスのイメージで語られている言葉だと思ったのです。

そして、「高血糖」を宣言されることは、まさに「一病息災」の東洋的な知恵を手に入れることと同じです。ですから、高血糖が見つかったのは私にとってとてもよかったと思っています。

この東洋の知恵は、まさに「メタボリックシンドロームとしての糖尿病」を克服する鍵《かぎ》になるように思えます。考えてみると、昔もメタボリックシンドロームという現象はあったのでしょう。どこかに病が出る場合、体の一部に症状が出ますが、体全体が何らかの原因で病んでいる場合が多いのです。そのことを昔の人もよく知っていて、ひとつの病気をいたわることで、自分自身の体全体をいたわることができ、かえって「一病息災」で長生きできた人が多くいたので、この言葉ができたのだと思えます。

高血糖、高血圧、高脂血症、肥満など、死の四重奏・メタボリックシンドロームといわれる具合の悪い症状を、すべていっぺんに解決する知恵が、この「一病息災」の知恵なのです。

第8章　治療法の選択肢

■治療法の選択肢

高血糖状態がつづくと、網膜症や腎《じん》症、心筋梗塞《こうそく》などの合併症を引き起こすリスクが高くなることが恐れられ、健康診断などで高血糖値が出ると、早急な是正が必要といわれます。

糖尿病専門医のつくるガイドラインでは、まず食事と運動で肥満を解消し、血糖値を落とすことが推奨されています。しかし、大食いの人にとってはとてもつらいことでしょう。血糖値を正常範囲に落とすのに一ヶ月、肥満を解消するのにはまず一年以上かかることを覚悟せねばなりません。急に体重を落とすとリバウンドが来やすいので、体重を減らすことにも時間をかける必要があります。しかも、運動なしで減食により体重を落とすと、脂肪といっしょに筋肉も失われます。

合併症を予防することに気がいって、一刻も早く血糖を正常に戻そうと直ちに糖尿病薬の投与を始める医師もいるでしょう。ある程度高めの高血糖状態の時は、とにかくインスリン使用で高血糖を解消するべきだ、と主張する医師もいます。血糖値を下げることで無理して働いていた膵臓《すいぞう》を休めることができ、短期のインスリン使用で膵臓の働きが正常に戻るかもしれないという考え方です。

しかし、投薬により急激に血糖値を下げることには問題があります。それまで高かった状態で安定していた血糖値を急激に下げると、網膜剝離《はくり》や網膜症が生じやすいのです。患者にとっては内科、眼科と症状に応じてさまざまな科を回らねばならないのも負担です。

糖尿病学会で認定した専門医は二〇〇四年四月一日現在で三〇二五名です。糖尿病患者は七四〇万人もいるとされるのですから、専門医一人あたり二四五〇人の患者数になります。研修指導医は九八九名しかいないのですから、よい医師にめぐり会えるチャンスは非常に少ないことがおわかりでしょう。そのため糖尿病療養指導士として一万人が認定されました。看護師四五〇〇人、管理栄養士二七〇〇人、薬剤師一三〇〇人、臨床検査技師一〇〇〇人などですが、臨床の場での生活指導のエキスパートとして認められた人たちです。

食事と運動の治療法でもこの人たちがサポートしてくれるはずです。

■多くの患者がたどる道

糖尿病と診断された時、どのような治療法がベストなのでしょうか。しかし往々にして、最初にかかった医師次第で運命が分かれることになります。本当は人それぞれの治療計画が必要であるにもかかわらず、一律の投薬で済まされる場合が多いからです。

健康診断などで高血糖症が見つかると、どのような経過をたどるのか、カルテから見てみましょう。

普通は、血糖値が基準より高めで発見されると、まず近くの病院を受診するように言われます。そこでもう一度詳しい血液検査を受け、約一週間後に結果を聞きにいくと、ヘモグロビンA1cが高い、コレステロールや中性脂肪も高い、血圧もやや高い、といったことが指摘されます。そして、ひととおりの治療法の説明があり、糖尿病薬、抗高脂血症薬、降圧剤などが症状に応じて処方され、受診した人は、もらった薬をとりあえず飲み始めることになります。

体重は標準体重より一〇キロ以上オーバーしているので、運動で減らしなさいといわれるでしょうが、何をやればよいのかはっきりせず、仕事の忙しい人は薬をもらったからいいや、と何もしない人が多いでしょう。

そうして一ヶ月毎に再診し、「薬があまり効いていないね」と言われ、薬の量が増やされます。血糖値が一一〇ミリグラムに近かったり、体重が減っていれば誉められるかもしれません。

しかし、すべてお医者さんまかせで、なんとなく同じことが繰り返されます。そのうち差し迫った合併症がなければ、症状がないために通院しなくなったりします。一日つぶして三分診療では面倒だから薬だけもらっておこうとか、市販のサプリメントですまそうという人もでてくるでしょう。

そのような中途半端な状態で数年たつと血圧が高くなったり、目に症状が現れたりするようになります。網膜症の発症が一〇年目ころから増えるというのは、そういう状態を反映しているのでしょう。

これはよい治療法ではありません。薬で見かけの血糖値を下げている間に、その裏で合併症がじわじわと進むのです。現在の医療では、二回の検査で糖尿病と確定診断をつけることができ、「血糖降下薬」を処方してよいことになっています。つまり、投薬が治療法のメインになっていますが、はたしてそれでよいのかという大きな疑問が残ります。

■血糖値が高めになりやすい日本人

空腹時血糖値一二六ミリグラム以上を糖尿病とすると決めたのは、アメリカの糖尿病学会の決定に倣ったことですが、それが日本人にも妥当な数字なのかという疑問が残ります。私たち日本人を含むモンゴロイドは、欧米人に比べて人種的に血糖値が上がりやすい遺伝子を持っているからです。

アメリカの先住民を調査した研究があります。ピマ族という先住民には元々糖尿病患者は一人もいなかったのですが、兵隊にとられて軍隊でハンバーガーなどを食べる食生活に変わったら急激に糖尿病を患う人が増えました。ところが同じピマ族でも、メキシコに移住して軍隊にとられなかった人々の間には、依然として糖尿病は現れませんでした。

そこで、ピマ族の遺伝子を調査した研究から、私たちモンゴロイドは、欧米人に比べて遺伝的に血糖値が上がりやすいことがわかったのです。研究者はそれを不良の肥満遺伝子として、OB遺伝子と名付けました。私に言わせればそれは逆だと思います。

つまり、血糖値が上がりやすいというのは、それだけ食べたものを有効活用できる体の仕組みでもあるわけです。モンゴロイドは四万年以上昔にベーリング海峡を渡って、非常な長旅をしてアメリカ大陸に渡り、世界各地に分散しました。その間の飢餓の歴史が長かったので、そのため、少ない食べ物でも有効に活用できるように、血糖値が上がりやすい仕組みが体の中にできたのでしょう。

ですから、多少の高血糖状態であっても、それが欧米人のように即、合併症を併発する危険に繫《つな》がるかどうかは疑問です。

単にアメリカの学会に追従して、血糖値一二六ミリグラム以上を糖尿病と決めてしまうのではなく、これからは日本人にとって、本当はどれくらいの高血糖が危険水域となるのかという、詳しい、長期間にわたる調査が必要になってきています。そういう調査があって始めて、本当の合併症の危険もわかってくるのだと思います。

私が国立がんセンターにいたときにスタートさせた厚生労働省多目的コホート研究は、全国一一保健所管内で一四万人の参加者を得て、いまだに追跡調査をしています。

最初はがんと循環器疾患予防が目標でしたが、後任の津金昌一郎氏が主任研究者になってから、厚生労働省の依頼で糖尿病も対象疾患になり、現在は虎ノ門病院の野田春彦内分泌部長が担当しています。もう一〇年以上も追跡をしていますから、そのうち高血糖状態と合併症リスクの関係が明らかになるでしょう。

■血糖値が高いだけなら高血糖症

では、血糖値が高いと言われたら、どうするのがベストなのでしょうか。それは、発見された状況によります。

まず、空腹時血糖値一一〇ミリグラムから一二六ミリグラムの間にある「糖尿病予備軍」

といわれる人は、食生活の改善や生活習慣の見直しで、それほど無理なく元に戻ることができるはずです。早急に生活習慣の見直しをおこない、食事と運動に気をつけ、体重を減らす努力を始めれば、無理なく元に戻ることができるのです。

米国で大規模に行われた糖尿病予防研究では耐糖能異常者三〇〇〇人を、生活習慣を改善させる群、インスリン抵抗性に効くというメトホルモン投与群、偽薬のプラセボ服用群の三群に分けて、三年弱追跡して結果を比較しました。その結果一年あたりの糖尿病発症率は偽薬群が一一パーセント、メトホルモン群が七・八パーセントだったのに対し、生活改善群は四・八パーセントしか発症しなかったのです。

日本でも、葛谷英嗣氏を主任研究者とする「日本糖尿病予防プログラム」が、耐糖能異常者を対象におこなわれています。適正体重の維持と運動習慣をつけるという簡単な介入ですが、二年間の成績で糖尿病への移行は対照群の九・四パーセントに対し、三・五パーセントと三分の一程度でした。

つまり「糖尿病予備軍」といわれる人は、それほど高血糖の状態が長年続いているわけではないので、膵臓の機能があまりダメージを受けていないと推察されます。できるだけ早く生活習慣の見直しをおこなうことが大事です。もちろん、たばこは禁煙する、アルコールもほどほどに、ということも大切です。

しかし生活習慣を変えて、次の検査で血糖値が正常に戻っても、そこで治ったと考え、気をゆるめて元の食生活、生活習慣に戻すのは危険です。一病息災でイエローカードをもらったと考え、食生活の見直しや運動の習慣を継続する必要があります。

■薬のいらない2型糖尿病

一二六ミリグラムを超えていても、合併症がなければ、やはり比較的簡単に元に戻すことができると思います。では、どれくらいまで食事と運動だけで対応できるでしょうか。

問題は、かなりの高血糖の状態で発見された人たちです。食後二時間の血糖値が、二〇〇とか三〇〇ミリグラムの数字で発見されると、お医者さんは「完全な糖尿病です」と宣告することが普通です。そして、すぐに薬物による血糖値コントロールを勧められます。

また、血糖値三〇〇ミリグラムくらいで発見されると、最近では即入院させられ、最初一週間くらいはインスリン療法をおこない、血糖値を正常の値まで下げてから、その後の治療法が検討されることも多いようです。私も、「糖尿病」と宣告された当時は、血糖値が三〇〇近かったので、今なら即入院という値です。

いったん「完全な糖尿病です」と言われるくらいの「高血糖症」の段階で発見されたら、その時点で一生の付き合いと覚悟を決めることです。それはまず、元の健康体には戻らない、治らないものと考えた方がいいと思います。

それはなぜかといいますと、発見された時期が問題なのです。私のように血糖値三〇〇近くという完全な糖尿病の状態で発見された場合は、じつはその前にそうとう長い期間、高い値の高血糖症の時代が続いていたのだと思うのです。

おそらく三年から四年ほども続いていたのでしょう。自覚症状として感じていなくても、肩こりや歩いた後のふくらはぎのだるさ、治りにくいミズムシなどは高血糖症の症状だったのでしょう。

私が糖尿病を発見されたとき、ヘモグロビンA1cが一二・八パーセントもありましたが、その値になるのは三〇〇から四〇〇ミリグラムの血糖値に相当します。

空腹時血糖値が一五〇ならヘモグロビンA1cは七パーセントぐらい、二〇〇だと八パーセントくらい、三〇〇だと九パーセント、四〇〇で一一パーセントぐらいの見当になります。

ですから一二パーセントを超す血糖値は、それまで高血糖で、高インスリン血症の状態がそうとう長く続いていたのだと思うのです。高血糖、高インスリン血症の時代が三年、四年と続くと、結局それが元で膵臓のベータ細胞は疲弊して消失していくと考えられています。空腹時血糖値が一一〇ミリグラム以上になった時は、すでにベータ細胞が三分の一になっているという報告もあります。

病理組織では、ランゲルハンス島は焼け跡のような、硝子《ガラス》化した状態になります。つまり、長く高血糖状態・高インスリン血症の状態が続くと、糖尿病と診断された時点ですでに、膵臓がポンコツ車になっているわけです。

それはもう元には戻らなくて、後はそのポンコツ車をいかにいたわって走っていくかということになるのです。いたわって走ることによって、まだ三〇万キロでも走れるかもしれないし、反対にそこでさらに乱暴に走り続けていれば、それこそすぐ先で車が壊れてしまうかもしれません。

■食事と運動で可能な血糖値コントロール

血糖値二〇〇ミリグラム以上で発見される糖尿病は、そういう状態なのです。では、膵臓をいたわりながら生活するとはどういうことでしょうか。

まず、膵臓がポンコツ車になってしまっているのですから、インスリンがあまりたくさん分泌されないと覚悟を決めることです。そして、それに見合った少食の生活にすることが膵臓をいたわることにつながります。食事編で詳しく触れましたが、油脂類を避けて、カロリー制限を守るようにします。

インスリンの代わりに、運動により血糖値を下げることも膵臓の負担を軽減します。反対に尿素剤などの血糖値降下薬は、疲れた膵臓に鞭打《むち》つことにつながります。しばらくは高速で走れるでしょうが、やがて完全に壊れてしまう時期を早めます。

ですから、血糖値二〇〇ミリグラム以上で発見された場合も、やはり「食事と運動」による療法がベストであると考えられます。

網膜症や腎症が進んでいないかぎり、軽い有酸素運動は効果的です。マイペースで無理しない程度から始めればよいのです。食事と運動で血糖値がどう変動するかを実感するのが効果的な治療のスタートです。

しかし、血糖値がこれだけ高めで発見されると、合併症の危険が高いのです。そこで、血糖値コントロールをかなりしっかりとおこなうことが必要になってきます。それには簡易血糖値測定器で、こまめに自分自身の血糖値をチェックし、さらにヘモグロビンA1cの値を六パーセント台に下げてそれを保つことが大事です。あわてて薬を使わなくても多少の合併

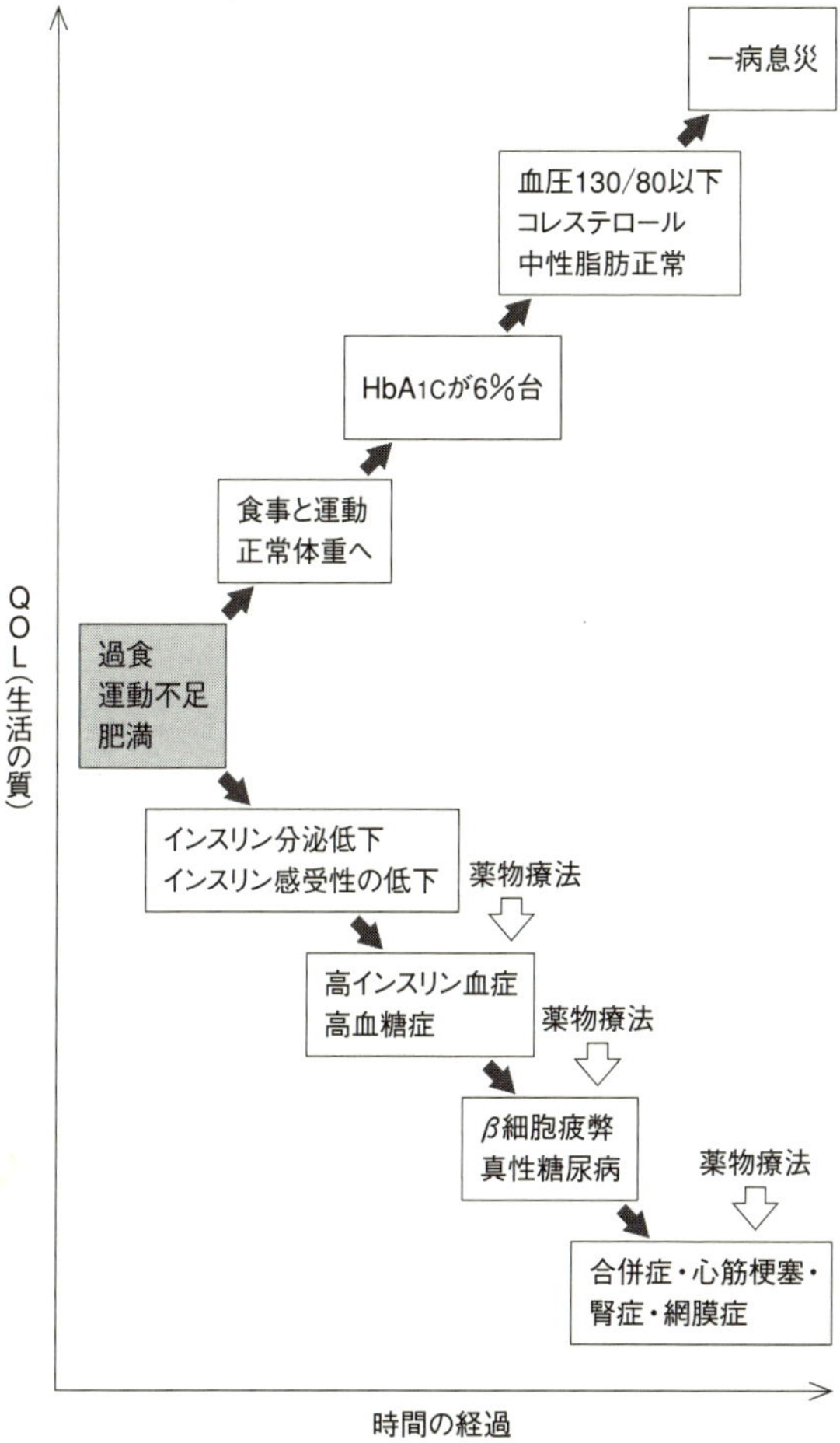

図7　治療法の選択肢・どのような治療法がベストなのか

症はそれで消えていくでしょう。

簡易血圧計も買ってときどき血圧を測ることも必要です。一三〇ミリグラム以下に保つのが理想的。これも食事と運動で達成できることです。

■自分の健康を自分で守る

これからは自分の健康は自分で守らなければならない時代になりました。国民医療費が三〇兆円を超え、健康保険でまかなえる部分も頭打ちになってきています。年金もどんどん減りそうな中で、できるだけ元気に働き続けねばならないでしょう。

医者にパターナリズムを期待して、全幅の信頼を置いて治療をまかせる時代は終わったように思います。医者側も診療方針をきめるのにＥＢＭ（証拠にもとづいた医療）によってインフォームドコンセントをとるようになりました。

つまり、自己責任によって治療の選択をすることが要求されるようになったのです。病院で治らない病気も多々あります。自分の健康には、それこそ自分で気をつけていかなければならないのです。

糖尿病には遺伝や環境の影響もあるでしょうが、基本的には過食や運動不足が長年続き、肥満になってついにある一定の水準を超えると、過労状態の膵臓機能の衰えは、もう元に戻らないのです。あとは、ゆっくりと自分の膵臓をいたわりながら生活することが大事です。

一番悪いのは、生活習慣を変えずに、今までどおり過食、運動不足、不規則な生活を送り、食べたいものを腹いっぱい食べて、それで薬を飲んで、安心していることです。

膵臓機能を回復させる薬はありませんから、その生活は三年、四年、あるいは数年後には必ず破綻《はたん》します。そのままの生活を送っていたのでは、重篤な合併症が起きて後悔する羽目になります。

重症の糖尿病になってからでは、すでに食事と運動だけでは足りずに、インスリン注射の助けが必要になります。しかし、私のような状態で発見されただけなら、血糖値は相当高めでも、まだ食事と運動だけでコントロールできます。

膵臓をいたわりながら生活することで、薬の副作用の心配もいらず、逆に高血圧症や高脂血症、肥満などのメタボリックシンドロームと呼ばれる諸症状も改善できました。

それを考えても、血糖値が高めで発見されたら、早めに生活習慣の見直しをおこなうことがもっとも適切です。

ぐずぐずと投薬を受けているよりも、食事と運動により体重を落として、無駄な脂肪細胞を減らす必要があります。第六章でも触れましたが、メタボリックシンドロームとしての糖尿病には、内臓肥満が絡んでいるからです。

食事と運動で肥満を解消すれば、たいていのインスリン抵抗性は改善します。肥満を解消すると、脂肪細胞がレジスチンのような悪いアデイポサイトカインの分泌を減らし、アデイポネクチンのようによいアデイポサイトカインの分泌を増やすのです。悪いサイトカインはインスリン抵抗性を増やし、よいサイトカインには正常に戻す役割があります。

今、糖尿病で薬をつかっている人はどうすればよいでしょうか。最近会った人で、もうすっかり正常の血糖値範囲なのに、習慣で一ヶ月ごとに薬をもらって飲み続けている人がいました。お医者さんに相談して薬を止めて様子をみたら、とアドバイスしました。

糖尿病は自分の意思しだいでＱＯＬ（生活の質）を高く保つことも、坂道を転げ落ちるように悪化していくことにもなります。不幸にして運動が禁止されている人もいるかもしれません。それでも一病息災と、その段階でとどまれるように前向きの気持ちをもって生きるのがこの世に生を享《う》けたよろこびではないかと思います。

第9章　天寿を全うする知恵

■元気な老人からの手紙

読売新聞に記事が出たとき、いろいろなお便りをいただきましたが、その中で八〇歳を過ぎた広島の方からのお便りが印象に残っています。

新聞記事は、私が薬を使わず、食事と運動で血糖値コントロールをおこない健康を保っているというものだったのですが、その方には「私もそのようにやっている。そのようにしてもう三〇年以上が経過し、現在は八〇歳を越えたがとても元気で、健康に何の問題もない。あなたもがんばってください」というような内容のお便りをいただきました。

それを読んだとき、私はずいぶん力づけられました。ああ、やっぱり私の方法は間違っていなかったのだなと思うと同時に、将来にわたって、この方法を続けていくことにずいぶんと自信を持ったものです。

本当にありがたいお便りでした。また、広島の方以外にも、やはり薬を使わずに、食事と運動だけで血糖値コントロールをおこなっているという人からのお便りをたくさんいただきました。そのようなことが非常に参考になり、励みにもなりました。

二〇〇〇名近くの糖尿病患者を三〇年近く追跡した大阪府立成人病センターの結果では、

糖尿病患者の死亡リスクは一般人の一・六五倍でしたが、四〇歳代、五〇歳代では二倍前後なのに対し、六〇歳代に入ると一・四五倍と差は小さくなっています。長寿で知られる長野県の佐久《さく》病院で六五歳以上の血糖コントロールのよい三九〇人の糖尿病患者を追跡したところ、一般人と同じ病後の経過を示しました。糖尿病はコントロールが大事であることを示すデータです。

■食事と運動でやってきた一〇年後の現在

私自身、食事と運動による血糖値コントロールをおこなってきて、ちょうど一〇年になります。糖尿病の合併症は経過からみると、だいたい一〇年目以後にでるものが多いのです。

私は毎年一回、眼科で眼底検査を受けているのですが、眼科の医師はぼつぼつ症状がでるころですね、と期待して熱心に検査してくれましたが、二重丸の合格でした。

糖尿病を宣告された頃にあった疲れやすさなどの不定愁訴もなく、高血圧、高脂血症、肥満なども解消し、ホノルルマラソンに出場して完走するなど、いたって元気な生活を送っています。糖尿病を宣告された時より、はるかに元気になったと感じているのは今までに述べたとおりです。

しかし、問題がないわけではありません。というのも最近は、糖尿病と宣告された頃の緊張感がやや薄れて、腹いっぱい食べてしまうとか、甘いものがあればやっぱり食べてしまうということが、けっこうあるのです。

外食も選ぶときは多少考えますが、残すのはもったいないと全部食べてしまうこともあるようになりました。私はトンカツやビフテキ、てんぷらという油っこい料理が好きなのです。ビフテキやてんぷらはさすがに控えていますが、かつ重は学生と大学食堂で時々食べるようになりました。また、アンパンやアンドーナツも大好物。昼食の後でふと生協に寄って買ってきたりします。饅頭《まんじゆう》やクッキーも研究室にみやげとして持ってくる人が多く、ついつい空腹になるとつまみ食い、ということになります。

それでもだいたいにおいてはうまくいっているなと思うのは、食後血糖値が上がるときに、なんらかの運動をして血糖値を減らしているからでしょう。そうすると、ヘモグロビンA1cの値を六パーセント台に抑えられますから、合併症の心配はあまりしなくてよいのです。

しかし、夜に満腹まで食べると、いくら食後に運動しても、朝の血糖値が一五〇ミリグラムとか一八〇ミリグラム以上になるときもありました。ヘモグロビンA1cも七パーセント台に入り、これがインスリン抵抗性というものなのかと、少し心配になってきたのです。

■西式健康法との出会い

そのようなときに、昭和八年に実業之日本社から発行された『西式断食療法』という本をたまたま神田の古本屋で見つけました。西式健康法のことは、以前にインタビューを受けた森田トミオ氏の糖尿病の本（『糖尿病に薬はいらない！』宝島社新書）に記述があり、知っていたのです。

この健康法の創始者である西勝造氏の書いた本を見つけ、これは出会いだと思って購入して読み、なるほどとすごく納得した部分があります。

西氏は明治一七年生まれ、幼少時は不自由なく育てられましたが、中学生頃から腺病質《せんびょうしつ》といわれ、消化器系が弱く、下痢便秘と気管支炎、偏頭痛に悩んでいました。工学院大学の前身の工手学校を苦学して卒業し、大日本炭坑に就職、そこからまた明治専門学校に遊学し、その際にあらゆる健康法をためし、断食療法にたどり着いたのです。また補助療法として裸体療法や温熱療法などの西式強健法を考案して実践し、健康体を取り戻しました。

今の私たちから見ると、当時はそれほど多くの薬がなく、結核や腸チフス、肝炎などは死の病でしたから、健康を取り戻すには、今以上に自分の努力が欠かせなかったのです。

西式健康法は、薬を飲まずに、物理的刺激でもって自分の体を鍛えることが基本です。例えば冷気浴。窓を開けて冷気を何秒か浴びて、次に室内で暖まることをくり返す、つまり、暖かい空気と冷たい空気を交代に浴びるのです。風呂《ふろ》に入るときは、水とお湯に一分ずつ、交代で七回か九回入るなど、そのようなことで皮膚に刺激を与え、自律神経を鍛えるという方法が基本になっています。

■自律神経を鍛え末梢《まっしょう》循環を改善する

西先生は、自律神経を鍛えることによって、意識下から超意識の部分まで全部、体調を整えるという治療法を発明した人なのです。今風にいえば、自律神経を鍛えると、ホルモンの分泌も敏捷《びんしょう》に反応するようになりますし、ストレスにも強くなるのです。

自律神経が弱ってストレスを感じていると、血圧を上げるホルモンや、血糖値を上げるホルモンが分泌されますから、そのような生活を続けていると体調が悪くなって当然です。

西先生の説明で、非常に納得したのは、血液の循環に関する話です。私たちは普通、心臓が血液を送り出して、全身に巡らせ、再び心臓に還すと思っています。血液を循環させるのは心臓の押し出す力だと思っていますから、心臓が弱ってくると強心剤を打って、また心臓を脈打つようにするわけです。

西先生の考えでは、それが根本的な間違いだというのです。心臓からポンプで送り出せる血液量は一回にせいぜい五〇～六〇ミリリットルです。一方、全身の毛細血管の面積は、数千平方センチメートルもの広さがあります。それだけの広さのところに五〇ミリリットルくらいの水を撒《ま》いたところで、行き渡るわけがありません。つまり全身の血液循環は、心臓が押し出しているのではなく、じつは末梢の毛細血管が引き寄せているというのです。

水を入れたコップに細いストローを入れると、ストローが水を吸い上げますが、あれが毛細管現象です。全身の末梢の毛細血管が血液を引き寄せる力が、全身の血液循環のおおもとを担っているという考え方なのです。

末梢の毛細血管の通りがよければ、血液循環が滞りなくおこなわれ、病気にもならないというのが、西式健康法の根本的な発想です。心臓が弱っているときに、なまじ強心剤などを打つのは、くたびれたものに鞭《むち》打って働かせるようなものだというのです。

皮膚を物理的刺激で鍛えるというのも、末梢の血液循環をよくするためなのです。特に末梢の細動脈から細静脈に、グローミューというバイパスがあります。例えばふいに冷たい空気に触れたりすると、急に血管が縮んで、血液の流れが末梢で行き場を失って循環がわるくなってしまうはずです。しかしグローミューがあるために、血液はそのバイパスを通って、動脈側から静脈にすみやかに流れることができるのです。

つまりグローミューというのは、血液循環にとって非常に重要なバイパスなのです。これは子供のときはよく開いているのですが、大人になってくると段々詰まってきます。それが、末梢循環の損なわれる始まりだというのが西式健康法の基本理論です。

糖尿病患者が足を切ることになる糖尿病性壊疽《えそ》は、長い経過中に足に起きた神経障害が血管調節異常を起こし、皮下の動静脈が開き、微小循環障害に外力や炎症が加わって潰瘍《かいよう》や壊死が引き起こされるものです。この意味では西式健康法は効果がありそうです。

■入院体験記

私の知人で、血圧が二〇〇ミリ近くあるにもかかわらず、とにかく医者には行きたくないという人がいました。それで、「西式健康法というものがあるので、一度行ってみたらどうか」と、西式健康法を長く提唱してきた東中野にある渡辺医院を紹介しました。一ヶ月くらい通院したそうですが、二〇〇ミリあった血圧が一四〇ミリに下がったのです。

それほど効果があるのなら、私の高値安定になりかけた血糖値もどうにかなるかもしれないと思い、三日間体験入院しました。糖尿病というのも末梢の血液循環が非常に大事で、合併症は網膜症や腎《じん》症、手足の壊疽にしても末梢小血管の問題なのです。

グローミュー管を開くためにはいくつかの方法があって、それが「西式健康法」の特色といえます。風呂での温冷浴や皮膚を冷気にさらすこともそうですが、そのほかに、寝た姿勢で手足を上に向けて数分間ブルブル震わす毛管運動というものもあります。また、仰臥《ぎょうが》位で腹部を左右にゆらす金魚運動もあります。これらの組み合わせを器械で強制的にできるようにした装置も考案されています。

西式健康法では、朝食は抜きで、昼夜の二食です。そして、その食事には野菜の青汁が必ず付きます。これは比較的低速で回転するエクストルーダーに青野菜やレンコン、カブのような根菜をまぜてどろどろのジュース状にしたものです。これを朝晩コップ一杯ずつ飲むのです。これには前述した抗酸化能やファイトケミカルの作用がいっぱいです。

結果としては、三日間の入院では血糖値は下がりませんでした。なぜかというと、一日二食なので、一日に二〇〇〇キロカロリーの食事をするとなると、昼一〇〇〇キロカロリー、夜一〇〇〇キロカロリーになってしまうのです。それで、夜の摂取量が多分私には多くなりすぎたのでしょう。運動も毛管運動だけでは足りなかったのかもしれません。

ところが、入院中は下がらなかったのですが、退院してきてから何と血糖値が三〇くらい下がったのです。一五〇〜一六〇あって高めだなと思っていた血糖値が、また一二〇〜一三〇にコントロールできるようになりました。これには非常に驚きました。

この体験から、西式健康法のほかにも自彊術《じきょうじゅつ》や太極拳《たいきょくけん》など、今はあまり大きく取り上げられることもない健康法も、現代の全身病（メタボリックシンドローム）をコントロールするには大事なことではないかと思い始めています。

究極的には薬に頼らない決心が第一です。基礎的な食事療法や運動療法を取り入れず、薬を使った血糖値の見かけ上の低下に安心していると、合併症など、必ずリスクが高くなるほうにつながっていきます。

■笑いで下がる血糖値

糖尿病の発症には、心の問題も重要です。私が糖尿病を発症したきっかけにはストレスもあったのでしょう。というのは、まったく同じ時期に私を含めてがんセンターの研究所の部長三人が糖尿病になってしまったのです。三人とも相当やっかいな専門外の仕事を引き受けていて、要するに、自分がストレスだと思っていなくても、体のどこかでそれをストレスと感じていたのでしょう。いきがいをもって仕事をしていると、疲労を感じないために、過労死にいたる者はほとんどこのタイプだそうです。

人は普通、自分が意識していることだけが自分の体のすべてだと思っていますが、じつは意識の下にはもうひとつ意識下の世界があって、さらにその下には本能あるいは超意識と呼ばれる延髄機能が土台にあります。

意識下の世界には、視床下部や大脳辺縁系が対応しています。そこは神経内分泌系のホルモンであるセロトニンやGABA（ギャバ）など、いろいろな神経の活性をコントロールするホルモンを出していますし、下垂体をコントロールして、ストレスに反応するホルモンや免疫力などとも密接に絡んでいます。

昔は、人間の心は心臓にあると考えられていました。近代に入ると、それは脳にあると考えられるようになりました。今はさらに進んで、人間の心は脳を中心としながらも意識下の世界を加えるとやはり全身にある、という考えに変わってきています。新潟大の解剖学の教授であった藤田恒夫氏による『腸は考える』（岩波新書）という名著によると、腸管の神経細胞の数は脳より多く、発生的にみてもこちらの方が古いそうです。

そうしますと、私たちは心の持ち方を考える場合に、意識している部分でもって意識下もコントロールするという発想が大事になります。

そうすることが全身の健康とも密接に関わってくるのです。筑波大学名誉教授の村上和夫氏は、「いつもいいことを考えている人は、いい遺伝子が活性化されて、いいホルモンが出て、体全体の調子がよくなる。悪いことばかり考えている人は、悪い遺伝子が活性化されて、悪いホルモンが作られて、どんどん体の調子も悪くなる」と述べています。糖尿病患者に吉本興業のお笑いを聞かせたところ、その前後では血糖値が五〇ミリグラムも下がったそうで、関連した遺伝子まで同定できたとのこと。前向きな生き方と笑いのある人生が病気も蹴《け》っ飛ばしてしまうのでしょう。

■一病息災の道はスーパーヒューマンを生む

糖尿病あるいは血糖が高いといわれて落ち込む人は多いでしょう。「なぜ自分が」と理不尽さに怒りを覚える人もいるかもしれません。しかし、考え方を変えると、それは天が与えた警告でもあります。「今までの生活を見直し、今後のことを考えなさい」と転機を与えてくれているのです。

高血糖症ぐらいなら、あまりくよくよしないで、前向き志向で乗り切る姿勢がとても大事だと思います。ストレスに対して、それを前向きに受け止めるか、自分に降りかかった災厄のように受け止めるかで、体の反応は随分違うのです。ホルモンの分泌の仕方まで変わってきます。

例えば同じ仕事をやっていても、「これは上から押しつけられた仕事だ」と思い、嫌々やるのと、「自分はこの仕事が好きだ、天職だ」と思ってやるのとでは、同じように一日一二時間働いても、疲れ方が全然違うでしょう。

そこに、その人の持つ人生観や哲学が大きく関係してくると思います。同じ食べ物を食べるのでも、「これはとてもありがたいものだ」と思って食べるのと、「自分はもっとうまいものが食えるのに、こんなものしか食えないのか」と、不平不満の状態で食べるのとでは、消化液の出方も全然違ってくるのです。

食に関して、現代の日本人はものすごく傲慢《ごうまん》になっている面があります。ですから、国全体でいうと、食べ物の四分の一も捨てる羽目になっています。実際、宴会場などに行っても、食べ残しがいっぱいあるではないですか。自給率が五〇パーセントを切っているのに、これでは問題です。

道元禅師は修行に食事の重要性を説かれ、「典座《てんぞ》教訓」という書物を書いています。命を食べて命を養う、という感覚。植物にしろ動物にしろ、他者の命を食べて自分の命を養っているという感覚を日本人は失ってしまったのではないでしょうか。

私は先日、インドの仏跡めぐりの旅をしてきたのですが、ヒンズー教の人は本当に牛を食べないではないですか。それで、少し不躾《ぶしつけ》かなと思いながら、どうしてヒンズー教の人は牛を食べないのかと聞きました。そうすると、「インド人は子供のときに牛乳を飲んで育っている。だれが母親を殺して食べますか」と言われたのです。なるほどと思いました。

日本人もかつて持っていたそういう宗教心というか、食べ物をありがたいと思う心を取り戻すことが大事だと思うのです。食べすぎで肥満になり、高血糖を指摘されたことは、そういう人生哲学を見直すよいきっかけになったと私は思っています。

最近は医学というと実験の結果報告が多く、ラットやマウスを使った結果がそのまま人に当てはまるという発想になりがちですが、そもそも動物は、心やストレスなどが人とはまったく違います。そのあたりのことを加味して考えると、やはり人の医療というものを、きちんと人の立場に立って考えることが重要だと思うのです。

高血糖を指摘されたのを転機として、一病息災の人生に挑戦しましょう。いつも高めの血糖状態にあれば、脳の神経細胞はそれだけブドウ糖を利用できるはずであり、より高い精神機能を得られる可能性もないとはいえません。これこそスーパーヒューマンへの進化の始まりかもしれません。

おわりに

私が糖尿病について本を書くことは、患者としてはともかく医師としては専門外なので、執筆依頼をお断りしていました。しかし、糖尿病実態調査結果をみて、高血糖を指摘されながら受診する人が半分しかいない現状を知り、また、多くの人が治療を受けながらも合併症がすすみ、悲惨な経過をたどることを知って、私の体験を知ってもらうのも多少の価値があるのではないか、と考え直しました。

特に「糖尿病」から「高血糖症」を分けて考えるべきである、と思うに至りました。激増している糖尿病患者は大部分が2型糖尿病であり、本人の自覚次第で薬なしでもコントロールできるはずです。私は高血糖友の会をつくっているのですが、医師でこれに参加する人が結構います。

楽しく食事と運動で血糖値を管理する、これが一病息災で新たな人生を開いてくれるはずです。本書の上梓《じょうし》にあたり角川書店編集部の小林順氏、プラネット・オフィス企画の森田トミオ氏に感謝します。

参考文献

二宮陸雄『インスリン物語』医歯薬出版　二〇〇二

佐藤達夫『これが糖血病だ!』女子栄養大出版　二〇〇一

日本糖尿病協会（編）『集まれ糖尿病ライフ・一〇〇人の悲喜こもごも』医歯薬出版　二〇〇二

厚生労働省「糖尿病実態調査報告書」http://www.mhlw.go.jp/shingi/2003/08/s0806-4.html

Salmeron J, Manson JE, Stampfer MJ, Colditz GA, Wing AL, Willett WC. Dietary fiber, glycemic load, and risk of non-insulin-dependent diabetes mellitus in women. JAMA 1997 ; 277(6) : 472-7.

Meyer KA, Kushi LH, Jacobs DR, Slavin J, Sellers TA, Folsom AR. Carbohydrates, dietary fiber, and incident type 2 diabetes in older women. Am J Clin Nutr 2000 ; 71 : 921-30.

Salmeron J, Ascherio A, Rimm EB, Colditz GA, Spiegelman D, Jenkins DJ, et al. Dietary fiber, glycemic load, and risk of NIDDM in men. Diabetes Care 1997 ; 20(4) : 545-50.

Foster-Powell K, Miller JB. International tables of glycemic index. Am J Clin Nutr 1995 ; 62 : 871s-93s.

佐々木敏「Glycemic index の低い食品は血糖のコントロールに有効か」ＥＢＭジャーナル 2000 ; 1(5) : 580-7.

近藤誠「糖尿病のレッテルを貼られた人へ」文芸春秋七、三四六、二〇〇一

UK Prospective Diabetes Study Group, Intensive blood-glucose control with sulphonylurea or insulin compared with conventional treatment and risk of complications in patients with type 2 diabetes (UKPDS33), Lancet 352 ; 837-853, 1998

UK Prospective Diabetes Study Group, Effect of intensive blood-glucose control with metformin on complications in overweight patients with type 2 diabetes (UKPD34) Lancet 352 : 854-865, 1998
赤沼安夫・野田光彦（編）『糖尿病２００５』（からだの科学増刊）日本臨床　二〇〇四

索　引

索　引

た行

な行

は行

索　引

渡邊　昌（わたなべ・しょう）
東京農業大学栄養科学科教授。1941年平壌生まれ。医学博士。1965年慶応大学医学部卒。大学院修了後病理学講師、アメリカ国立癌研究所病理部研究員、国立がんセンター研究所病理部室長を経て、1985年より同疫学部長としてがんの疫学研究、分子疫学の新分野を開く。1996年より現職。「環境・食糧・健康」を一体化させた研究に取り組む。ライフサイエンスに造詣が深く、生命科学振興会理事長も務める。1993年WHO記念メダル、1995年日本医師会医学賞、2001年日本疫学会功労賞受賞。著書多数。趣味は登山とマラソンなど。

糖尿病《とうにょうびょう》は薬《くすり》なしで治《なお》せる

渡邊《わたなべ》　昌《しょう》

二〇〇四年九月　十　日　初版発行
二〇〇五年六月二十五日　七版発行

発行者　田口惠司
発行所　株式会社角川書店
東京都千代田区富士見二―十三―三
〒一〇二―八一七七
振替〇〇一三〇―九―一九五二〇八
電話　営業　〇三―三二三八―八五二一
編集　〇三―三二三八―八五五五

装丁者　緒方修一（ラーフイン・ワークショップ）
印刷所　暁印刷
製本所　株式会社コオトブックライン

ISBN4-04-704177-7 C0295　角川oneテーマ21　C-81

角川oneテーマ21

B-26
「うつ」にならない食生活
高田明和
現在、日本における自殺者総数は年間約三万人。その約一〇〇倍の三〇〇万人が「うつ」を病んでいるという。薬に頼らず、食生活の改善によって「うつ」を攻略する。

B-42
健康診断・人間ドック「気になる」疑問
鷲崎　誠
「正常値」は信用できるのか、病気は全部見つかるのか。ささやかな疑問からウラ事情まで、健診・ドックの真実。ひと目で分かる、病気別検査項目〈信頼度ランク付き〉。

B-55
「ハナシ上手」になる心理術
富田　隆
心理学者がつくった六つの心理テストを使って話を聞かせる秘密のテクニックを学ぶ。他人の心の解きほぐし方、人付き合い上達の秘奥が満載。

C-66
たった5日でできる禁煙の本
林　高春
誰でも簡単にできる禁煙法。タバコはニコチンが悪いのではなく、煙が健康に悪い。〝禁煙の名医〟が、科学的な事実をもとにすぐに禁煙できる方法を伝える。

C-67
相手の「ホンネ」を知る技術
植西　聰
人間関係は、お互いの心が通じ合ってこそ、うまくいく。そのためには、相手の心を想像する力が必要だ。相手に本音を語らせ、その心中を見抜く技術を体得できる一冊。

C-69
日本人大リーガーに学ぶメンタル強化術
高畑好秀
イチロー、佐々木、松井、日本人大リーガー成功の裏には秘密のトレーニング方法があった！　現役トレーナーが説くビジネスマンのための成功の法則。

C-74
ガンも生活習慣病も体を温めれば治る！
――病気しらずの「強い体」をつくる生活術
石原結實
テレビ番組の解説で定評のある医師がガン、脳卒中、心筋梗塞などの疾患は体温との関係が深く、体を温めることによって予防と治療が可能なことを説く。

B-29
就職・転職にいきる文章術
轡田隆史
古今東西の名文解釈やマスコミ入試作文の添削など実践的内容。「受かる」文章をいかにして書くか？「ニュースステーション」にも出演する名文記者の初の文章教室。

B-50
大人のための文章法
和田秀樹
精神科医・和田秀樹の初の文章論。灘高で「国語の落ちこぼれ」だった筆者がどのようにしてベストセラーを書けるだけの文章力をつけたか、その秘密を公開する。

B-43
三色ボールペン情報活用術
齋藤　孝
「整理術」からクリアな「活用脳」へ。手帳術・メモ力・図化力を鍛え、高速資料チェック法を完全マスター。三色ボールペン方式で身につける画期的なビジネス情報術。

B-49
経済用語がスラスラわかる本
岩崎博充
ビジネスマンのためのコンパクトな経済入門書。日経新聞、会社四季報などをすぐ読めるようになる経済用語を解説、ビジネスのサブテキストとして活用できる。

C-54
日本システムの神話
猪瀬直樹
日米戦争直前、日本は敗戦の予想を的確に出していた。が、東條英機はその数字を採用せず開戦。現在の日本の状況は、敗戦直前と同じ。繰り返される過ちの原因に迫る。

C-59
アメリカのイラク戦略
――中東情勢とクルド問題
高橋和夫
イラクを軍事国家に育て上げたアメリカが、今、なぜイラクへの武力行使を主張するのか。イラクを巡る最新情勢とその背景にある「クルド人問題」を詳しく解説した一冊。

C-64
ビルマ軍事政権とアウンサンスーチー
田辺寿夫
根本　敬
日本とビルマの歴史、軍事政権の弾圧を逃れて日本で暮らす人たちの姿からビルマとの〝発展的関係〟を考えるための良書。軍事クーデターから15年、ビルマの今は？

C-67
相手の「ホンネ」を知る技術
植西　聰
人間関係は、お互いの心が通じ合ってこそ、うまくいく。そのためには、相手の心を想像する力が必要だ。相手に本音を語らせ、その心中を見抜く技術を体得できる一冊。

C-65
ジャパン・プレゼンテーション
――世界に伝わる広告表現スキル
杉山恒太郎
日本のCM表現はどうしたら世界にうけるのか。全米で自らのCMがオンエアされるまで、孤軍奮闘してきたクリエイターの著者が、世界につながる広告スキルを伝授。

C-64
ビルマ軍事政権とアウンサンスーチー
田辺寿夫
根本　敬
日本とビルマの歴史、軍事政権の弾圧を逃れて日本で暮らす人たちの姿からビルマとの〝発展的関係〟を考えるための良書。軍事クーデターから15年、ビルマの今は？

C-63
女は男のそれをなぜセクハラと呼ぶか
山田秀雄
セクハラが自分と無関係と信じている全国のサラリーマン必読。男と女の意識のズレが生み出すナンセンスな悲劇を未然に防止。あなたの「セクハラ度」チェック付き。

C-62
自己破産の現場
岡崎昂裕
過去10年の自己破産件数が100万件を突破。債権者の破産妨害工作、悪徳弁護士の横行、民事再生法の行方等、破産をめぐる壮絶なる実態とその再生への現場を描く！

C-61
他人の心を知るということ
金沢　創
「他人の気持ちがわからない」。あなたをこの呪縛から解き放す、画期的なコミュニケーション論が登場。「心が通じ合う」ことの謎と不思議さが解明される必読の一冊。

C-59
アメリカのイラク戦略
――中東情勢とクルド問題
高橋和夫
イラクを軍事国家に育て上げたアメリカが、今、なぜイラクへの武力行使を主張するのか。イラクを巡る最新情勢とその背景にある「クルド人問題」を詳しく解説した一冊。